高效睡眠

找回活力的 100 种科学助眠方式

〔日〕三桥美穗 著

游 梅 译

全国百佳图书出版单位

中国中医药出版社

·北 京·

ODOROKU HODO NEMURI NO SHITSU GA YOKUNARU SUIMIN METHOD 100

by Miho Mihashi

Copyright © 2015 Miho Mihashi

Original Japanese edition published by KANKI PUBLISHING INC.

All rights reserved

Chinese (in Simplified character only) translation rights arranged with

KANKI PUBLISHING INC. through BARDON CHINESE CREATIVE AGENCY LIMITED,

Hong Kong.

中文简体字版权专有权属中国中医药出版社所有

北京市版权局著作权登记

图字：01-2025-2122 号

图书在版编目（CIP）数据

高效睡眠：找回活力的 100 种科学助眠方式 /（日）三桥美穗著；游梅译 . -- 北京：中国中医药出版社，2025.8

ISBN 978-7-5132-9533-8

Ⅰ . R749.7

中国国家版本馆 CIP 数据核字第 2025VX8120 号

中国中医药出版社出版

北京经济技术开发区科创十三街 31 号院二区 8 号楼

邮政编码　100176

传真　010-64405721

山东临沂新华印刷物流集团有限责任公司印刷

各地新华书店经销

开本 880×1230　1/32　印张 8　字数 152 千字

2025 年 8 月第 1 版　2025 年 8 月第 1 次印刷

书号　ISBN 978 - 7 - 5132 - 9533 - 8

定价 48.00 元

网址　www.cptcm.com

服 务 热 线　010-64405510

购 书 热 线　010-89535836

维 权 打 假　010-64405753

微信服务号　zgzyycbs

微商城网址　https://kdt.im/LIdUGr

官 方 微 博　http://e.weibo.com/cptcm

天猫旗舰店网址　https://zgzyycbs.tmall.com

如有印装质量问题请与本社出版部联系（010-64405510）

版权专有　侵权必究

如何阅读本书

为了帮助你享受高效的阅读时光，让我们首先揭开通往宁静梦乡的 4 条黄金法则。

法则 1 调整生物钟

人体内存在一个生物钟，它以约 24 小时为周期调节着我们的生理节律。调整好生物钟能够使我们在清晨醒来时感到神清气爽，以及在恰当的时刻安然入梦。

法则 2 白天保持活力

当人感到疲劳时，大脑便会发出休息的信号，告诉我们"该睡觉了"。因此，为了能在夜晚感到困倦，白天进行适度的活动是必不可少的。

法则 3 睡前降低深部体温

身体内部的温度被称为"深部体温"，它在白天维持着较高水平，在睡眠期间则逐渐下降。当深部体温下降时，身体的清醒程度也随之降低，人会进入睡眠模式。睡前沐浴可以促进血液循环，帮助热量从皮肤表面散发出去，从而降低深部体温，使人感到困倦。

法则 4 调整心情，放松身心

人体的自主神经系统负责将身体功能维持在最佳状态。自主神经系统包括在活动期间活跃的"交感神经"和在休息期间活跃的"副交感神经"。睡前放松可以让副交感神经处于优势地位，从而使人顺利进入睡眠状态。

掌握了这些法则，你就能在入睡时睡意更浓。此外，若能整理下房间和床上用品，改善睡眠环境，让自己一觉睡到天亮，就更加完美了。

无论你是盼着"享受更优质的睡眠"，还是期望"通过睡眠让思维更清晰"，本书都精心为你准备了多种方法。这些方法的效果分 8 类，你可以参考下页的"图标说明"，选出最适合自己的方法。

图标说明

本书对每种方法的功效进行了如下分类，你可以根据自己的困惑或希望改进的方面酌情选择。

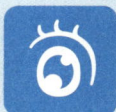

唤醒
让意识更加清晰，唤醒身体。

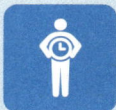

调整生物钟
调整紊乱的生物钟，防止困倦或意外早醒。

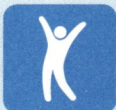

放松身心
放松身体、舒缓心情。

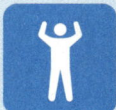

改善体质
打造拥有深度睡眠的健康体魄。

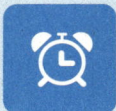

改善睡眠
在睡眠不足的状态下维持日常活动。

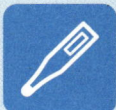

调节体温
通过调控身体深部体温来调节睡意或进入深度睡眠。

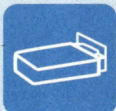

整理环境
整理卧室和保养床上用品。

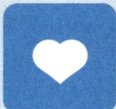

提振精神
重拾积极心态，保持思维清晰，提高行动力和思考效率。

目　录

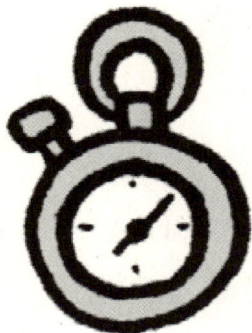

2 ● 起床后昏昏沉沉

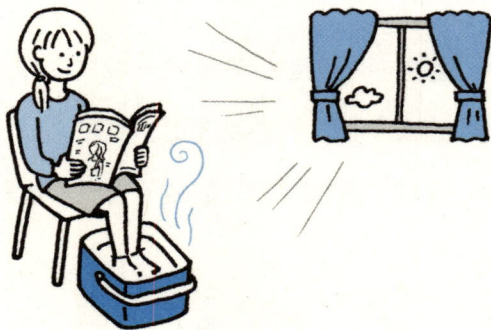

3 ● 白天打瞌睡怎么办

第2章 跟"辗转反侧"和"浅尝辄止的睡眠"说拜拜

1 ● 夜晚辗转反侧，难以入眠

2 ● "压力山大"，深夜难眠

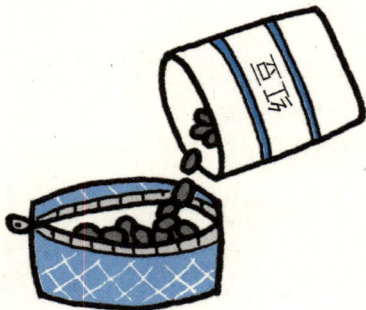

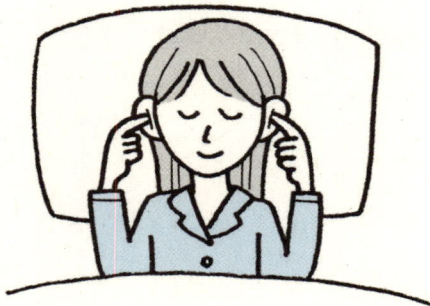

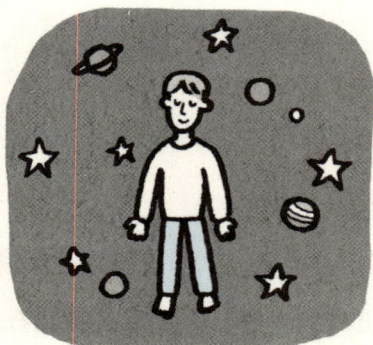

5 ● 不规律的生活，睡出规律的节奏

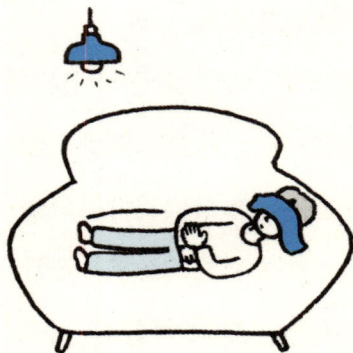

6 ● 身体不适，我有妙招

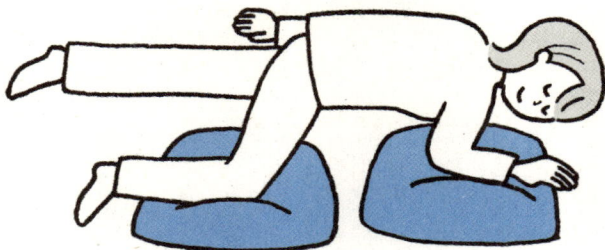

第3章 营造舒适睡眠环境的秘诀

1 ● 换上睡衣，迎接甜美梦境

2 ● 床上用品焕新，舒心入梦

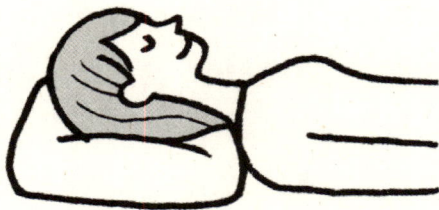

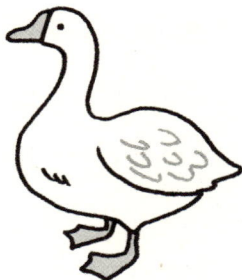

3 ● 床上用品保养之道

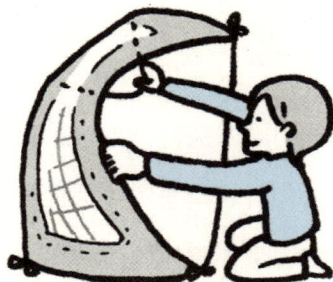

第**4**章 | 日常习惯好，夜夜睡眠香

1 ● 探索你的黄金睡眠节奏

2 ● 运动助眠

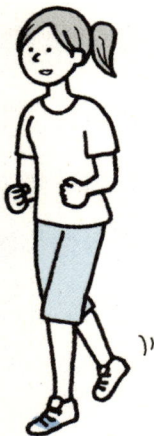

3 ● 饮食助眠

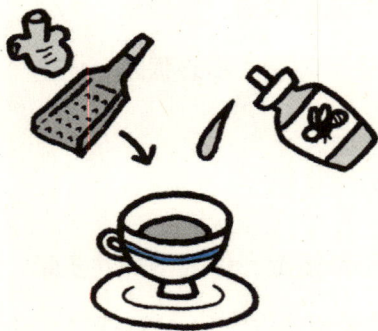

4 ● 沐浴助眠

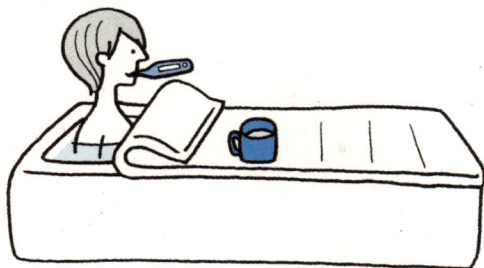

5 ● 芳香助眠

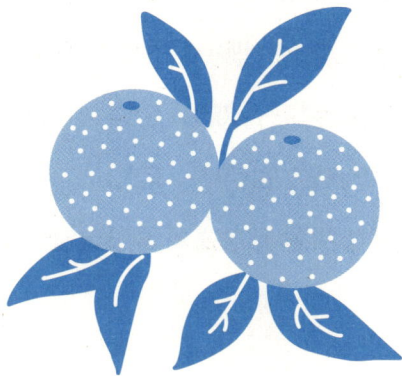

第 5 章 | 睡眠改变人生

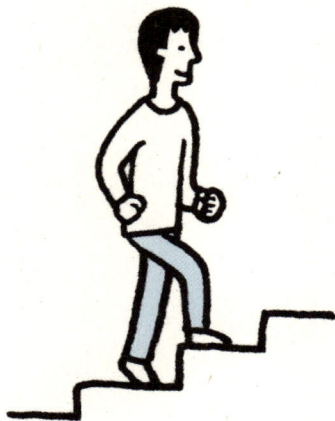

序　章
摆脱睡眠困扰，开启魅力人生

● **折磨一万人的睡眠难题**

"我的睡眠质量还有救吗？"

提升睡眠质量并非易事，这是众多人的心声。

不过，别担心，我研究睡眠已经有 20 年了，可以肯定地告诉大家：只需一些简单的技巧，你的睡眠质量就会有所改善。

诚然，没有一种改善睡眠的方法能够确保对每个人都奏效，一万个人就有一万个睡眠烦恼。因此，本书全面介绍了各种提升睡眠质量的方法，旨在满足不同读者的需求。

无论你有什么样的睡眠困扰，无论你的体质如何，通过阅读本书，你一定能够找到一种适合自己的改善睡眠的方法。

我的睡眠研究之旅始于 1996 年。当时，我入职了一家床上用品制造公司的研发部门。我的工作是根据顾客的身体特征定制枕头，以及研发新型床上用品。这些经历让我积累了丰富的睡眠知识。

2003 年，我作为日本首位助眠师开启了个人执业之旅。

"晚上总是辗转反侧，难以入睡。"

"夜间频繁醒来。"

"明明睡足了，早上起床后却依然觉得疲惫不堪。"

我开始每日为那些饱受睡眠问题折磨的人提供咨询服务。比如，帮助他们调整床上用品组合、重新审视睡眠周期。为了帮助他们改善睡眠质量，我会根据每个人的生活习惯和需求提供个性化的睡眠指导及建议。

迄今为止，我已经为超过 1 万人提供了睡眠方面的建议。通过与这些深受睡眠障碍困扰的人交流，我深刻体会到，只要有提升睡眠质量的意识，仅通过一些小小的改变就能获得良好的睡眠体验。

为了获得优质的睡眠，我们可以从多方面入手，如更换床上用品、选择舒适的睡衣、调整饮食、规律运动、沐浴放松、调整呼吸，以及巧妙运用香薰等。

曾有位顾客因"睡眠很浅"向我求助，我仅仅是建议他减少1个小时的睡眠时间，自那之后，他便能安稳入睡了。

还有一位顾客因头皮发麻而困扰不已，在我为他挑选了合适的枕头之后，他的症状逐渐缓解，早晨醒来时神清气爽、精神焕发。为此，他还特意前来向我表达感谢。

在与众多深受睡眠问题困扰的人交流的过程中，以及每当采访被问到各种问题时，我总是在思索，试图找到一种简单易行的改善睡眠的方法，希望能够帮助到每一个人。

本书精心挑选了我过往推荐的一些"简单易行""一读就会""利用家中常见物品便能完成"的改善睡眠的方法。

请不要仅仅把完成阅读当作终点，而是要循序渐进地把这些方法渗透至日常生活中。

● 改善睡眠即可改变人生

尽管睡眠占据了我们人生的1/3，但我们却对它缺乏足够的认识和重视。

你是否觉得只有清醒状态下才算是生活，从而忽略了睡眠的价值？

让我们一同探索睡眠带来的益处，以帮助那些尚未认识到睡眠重要性的人。

睡眠的主要功能包括让大脑得到休息、修复细胞和整理记忆信息。

在睡眠过程中，身体还会进行造血活动。人在平躺时，身体摆脱了重力的束缚，血液循环得到改善，这有助于提高造血功能，**进而增强免疫力**。

此外，人的血压在平躺时会下降，而睡眠不足则会**增加高血压风险**。

不仅如此，睡眠不足还会导致食欲刺激素（胃促生长素）水平上升，**增加肥胖风险**。

减肥屡屡失败可能是因为没有充足的睡眠。

在睡眠期间，人体还会分泌多种激素，尤其是生长激素。它不仅能够帮助皮肤和头发保持健康、有活力，促进体力恢复，分解脂肪，预防动脉硬化，促进骨骼和肌肉生长，提高身体免疫力，还能促进雌激素分泌，具有多重功效。

睡眠对于美容和健康至关重要。

睡眠的作用远不止表面上看起来那么简单。

当睡眠不足时，大脑的前额叶血流量会减少。前额叶是大脑的指挥中心，负责思考、记忆、产生创意和控制情绪等重要功能。

如果大脑功能无法得到恢复，那么在工作中犯错误或因焦躁而对他人发泄情绪也不足为奇。

如果你以为这是"能力不足"或"性格有问题"，并因此陷入自我怀疑，不妨先审视一下自己的睡眠状况，也许原因仅仅是没有保证充足的睡眠。

睡眠乃人生之根本。合理调整睡眠，**不仅能够促进身体健康，还能提高工作效率，同时唤起积极情绪，带来诸多好处。**

以前，我们学习了很多通过穿搭、发型等外在方式提升自己形象的方法。现在，是时候通过改善睡眠来挖掘内在潜能，进而提升个人魅力了。

细腻的肌肤、亮泽的发丝、明亮的眼眸、旺盛的好奇心、温和的性情、高度集中的注意力、超强的记忆力、精准的判断力、源源不断的灵感、满满的自信——这一切，皆是优质睡眠的恩赐。

本书介绍了我精心挑选的100种改善睡眠的方法。你不必一次性尝试所有方法，有时努力过度可能会适得其反。你可以根据自己的需求有针对性地挑选合适的方法，也可以逐章阅读。

不妨从那些能激起你的兴趣或易于实施的方法入手，先掌握一项新技能，然后大胆地尝试下一项。重要的是，保持轻松的心态多尝试。

在某一时刻，关键的开关定会悄然启动，你的睡眠和人生都将步入顺畅的轨道。

当你拿起这本书的那一刻，你已经向甜美的梦境迈出了坚实的一步。让我们把目光聚焦在曾经被忽视的"睡眠"上，通往更璀璨的人生之路吧。

第 1 章

摆脱"起不来"和"总是困"的妙招

本章介绍的方法将为你揭秘如何使每天清晨醒来都神采奕奕。

如果你是"起床困难户",或者白天总是哈欠连天,这些方法绝对值得一试。

1 战胜起床困难症

1.1 困意一扫而空！耳朵拉一拉，精神顶呱呱

床铺的魔力总让你赖床不起。

当起床困难症发作时，你不妨试着拉一拉耳朵。

这个方法简单易行，效果显著且迅速。

用双手轻轻捏住双耳耳垂，然后用力一拉，仅此而已。具体操作可参考下图。然后，揉捏或轻轻摇晃整个耳朵，促进全身的血液循环。

耳朵的皮肤较薄，对外部刺激十分敏感。轻轻揉一揉耳朵，身体便会渐渐暖和起来。"揉捏""摇晃""拉扯"等小动作，不仅能提高体温，还能帮助你迅速切换到充满活力的状态。

人们常说耳朵的轮廓是胎儿形态的投影，自古以来就有针对耳部穴位的针灸疗法。耳朵上有近 100 个穴位，其中耳垂部

位的穴位对头部不适有着显著的疗效。因此，**轻轻拉一拉耳垂，就能刺激大脑，帮助你保持清醒**。

悄悄告诉你一个小秘密：耳朵变硬，是身体在告诉你它很疲惫。按摩耳朵不仅能缓解头痛、颈肩僵硬，还能祛寒、缓解视力疲劳。因此，请记得每天坚持给自己的耳朵做一次细致的护理。

在工作时，若感到睡意来袭，这个小妙招同样能发挥较好的效果。操作如下：轻轻地将耳朵的上缘向上提拉，中间部分向侧边伸展，耳垂向下拉扯，就像要把耳朵的每一寸都展开一样。

拉耳朵的方法

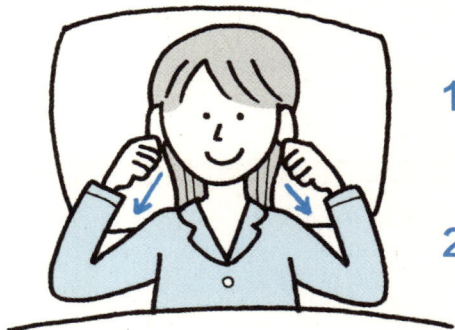

1 慢慢向下拉耳垂 3 秒，再突然松开。

2 重复 4 ~ 5 次上述动作。

1.2　眼睛一睁，别急着
闭上

　　醒来后又难以抵抗再次入睡的诱惑，这往往是因为**你不自觉地闭上了双眼**。

　　当你觉得连起床都麻烦时，就先睁开双眼，专注于这个简单的动作来驱散睡意。

　　醒来的那一刻，你的意识可能还像晨雾一样朦胧，那就睁大眼睛，紧紧盯住一点不放，带着"我要清醒"的决心，**随着视线的聚焦，你的意识也会逐渐变得清晰起来**。接着，按照第9页中图片所示的动作，拉一拉耳朵，让它充分伸展开。

　　当你睁开双眼，**迎接清晨的第一缕阳光时，大脑就会因为光线的照射而逐渐清醒**。随着光线的增多，那些诱导睡意的褪黑素分泌逐渐减少，从而让你的大脑清醒过来。

　　拉开窗帘的一角，让阳光照进来，抑或借助一盏智能闹钟灯来唤醒自己，都是开启美好一天的不错选择。闹钟灯有两种款式，一种是台灯式，另一种是吊灯式。在你设置的起床时间的 20 ～ 30 分钟前开始，闹钟灯慢慢亮起，就像阳光一样，自然而然地为你驱散睡意。

其实你也能自制一个闹钟灯，只需将一个插座定时器安装在台灯和电源插座之间即可。这种插座定时器通常只要大约1000 日元（约合人民币 50 元）就可以买到，既经济实惠又方便。虽然灯光突然亮起可能会带来一些刺激，但对起床困难的人来说，却是恰到好处。

闹钟位置有学问，放在 5 步开外试一试

这就是它的功效！

唤醒	调整生物钟	放松身心	改善体质
改善睡眠	调节体温	整理环境	提振精神

如果你总是因为闹钟的贪睡功能而不小心睡过头，不妨试着将闹钟放在离床至少 5 步远的地方。

当你不得不从床上爬起来并走过去关掉闹钟时，**大脑中调节躯体运动的运动区会被激活，促使大脑进入活跃状态**。同时，别忘了拉开窗帘，让自然光洒满房间，这样意识就会越发清醒。

将闹钟放在远离床铺的位置，是一种简单而又行之有效的方法。

然而，如果房间里冷冰冰的，我们往往会不自觉地再次钻回温暖的被窝。因此，为了能够在冬日清晨顺利起床，建议将空调设置成在起床前 30 分钟开启制热模式。

至于闹钟的选择，我推荐使用智能手机。**当眼睛捕捉到蓝**

光时，大脑便会开始苏醒。此时如果再查看邮件，大脑中负责思维活动的前额叶也会被激活。同时，活动手指会进一步刺激大脑运动区，促进清醒。

　　本想在早上 7 点准时醒来，却因担心"一次起不来"而将闹钟提前到 6 点半，结果只是让闹钟的贪睡功能成了不断拖延的借口。这样只会让浅睡眠断断续续地延续，倒不如直接将闹钟设定在 7 点，反而更能消除疲劳。

　　把闹钟放在远离床铺的位置，让我们干净利落地开始新的一天！

2 起床后昏昏沉沉

2.1 晨起深呼吸，让清新的空气填满你的肺

清晨醒来时，**深深地吸一口气，唤醒沉睡的肺。**

用鼻子分 4 次短促地吸气，每次吸气时收紧腹部，然后用嘴巴长长地舒一口气。吸气时，想象肋骨在慢慢地展开；呼气时，感受腹部和背部在紧密贴合。

呼吸是自主神经系统中唯一可以由意识控制的部分。自主神经系统负责自动调节诸如心跳、血压和出汗等生理功能。在自主神经系统中，活动状态下被激活的"交感神经"和休息状态下被激活的"副交感神经"会根据人体所处的状态和环境相互协调，维持身体的平衡。

当我们吸气时，交感神经开始工作，肌肉变得紧绷；而当我们呼气时，副交感神经发挥作用，肌肉变得松弛。换句话说，吸气的过程就是在副交感神经占主导的放松状态下，通过激活

交感神经来唤醒身体，从而切换到活动状态。

　　关于呼吸，如果说早晨的关键在于深吸气，那么晚上的重点则是长长地呼气。

　　建议你根据不同的情境和时间，灵活地调节"呼"和"吸"的节奏。

起床后立即进行的呼吸方法

1 用鼻子短促地吸气 4 次。　**2** 腹部用力，通过嘴巴将气强烈地呼出。

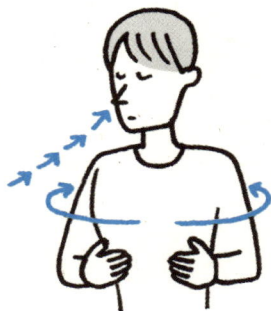

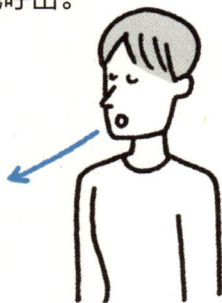

肋骨不断张开　　　　　　　　　　腹部和背部紧贴在一起

仰望蓝天，迎接清晨的阳光

在昏暗的房间内梳妆打扮，这可不是个好主意。**我们应沐浴在明亮的光线下，给体内的生物钟按下"启动"键。**

所谓生物钟，是指人体内调节活动与休息节奏的一种机制。我们之所以能在清晨醒来，在白天活动，到了夜晚感到困倦，都是因为有生物钟在调控我们的生理周期。由于生物钟的周期略长于 24 小时，所以我们每天早晨需要接受明亮光线的照射才能帮助人体重置生物钟，确保其与 24 小时的日常作息保持同步。

想要达到这个目的，需要超过 2500 勒克斯光照度的明亮光线。**清晨醒来后，拉开窗帘，让明亮的天空映入眼帘，**让光线唤醒你的大脑。这种明亮的光线能够抑制促睡眠激素——褪黑素的产生，帮助我们摆脱困倦，精神焕发。

生物钟遍布我们体内数以万亿计的细胞中，而主导生物钟的"主时钟"却藏于大脑深处。明亮的光线正是重置主时钟的关键。一旦主时钟被重置，我们的睡眠模式、自主神经系统、激素分泌以及体温调节等生理节律都将变得井然有序。

如果感觉难以提振精神，不妨**在距离窗边 1 米以内的地方花上 20 ～ 30 分钟的时间读读报纸或享用早餐**。

亮度标准

光照度"勒克斯"

0.1	1	10	100	1,000	10,000	100,000
星光（无路灯）	月光（无路灯）	住宅区夜间道路 市区夜间道路	酒吧等的座位区 地下通道	一般住宅内部 明亮的办公室	晴天时窗边（北） 晴天时窗边（南）	阴天时户外 薄云的阴天时户外 晴天时户外

环境

2.3 起床后 1 小时内，吃顿美味的早餐

　　早上因为时间紧迫，不吃早餐就出门。这可能是你醒来后仍然感到疲惫的原因之一。

　　早餐其实能校准我们全身的生物钟与大脑中的主时钟。**确保在起床后的 1 小时内吃上早餐，有助于同步身体的生物节律**，让我们更有效率地开启新的一天。

　　如果身体里的"钟表"各自为政，就会出现头脑清醒而身体还在沉睡的不平衡状态。另外，不吃早餐还会减缓新陈代谢，这也被证实是导致肥胖的原因之一。

　　一份营养均衡的早餐应该包含作为大脑能量来源的葡萄糖（碳水化合物）、构建肌肉的蛋白质、促进新陈代谢的维生素和矿物质，以及能增强对光线敏感度的维生素 B_{12} 等。

我的早餐膳食中，基本配置是糙米和日式酱汤，再根据需要搭配一些煮菜或炒菜。糙米富含多种维生素和矿物质，并且由于其含有丰富的膳食纤维，需要细嚼慢咽，故而能刺激大脑，促使思维变得活跃。若你觉得糙米口感偏硬，可以适量掺入糯米或加入麦片来改善口感。

对于不习惯吃早餐的人，建议从一碗汤拌饭或一片苹果开始尝试。促进胃肠道蠕动是调整生物钟的重要条件。

2.4 揉一揉穴位，让精神焕发

这就是它的功效！

唤醒　调整生物钟　放松身心　改善体质

改善睡眠　调节体温　整理环境　提振精神

如果醒来后还是感觉昏昏沉沉，不妨试试按摩眼角的提神穴位——睛明穴。按压睛明穴时，要避免对眼球施加压力。正确的做法是在呼气的同时，轻柔地向鼻根方向按压。**如果按压后视野变得更加清晰，就说明按压得当了。**

下一步，用拇指尖轻触眼睛上方的眉骨，边呼气边轻轻向上推。由于眼睛周围神经分布得较为密集，所以按压时不宜用力过猛。

接下来按摩眼睛下方。将双指指尖轻轻放在双眼下方的骨头上，边呼气边向下推压，让眶下壁舒展开来。**当眼睛周围感到舒适时，你会觉得眼前一亮。**

然后，用力按压手背的合谷穴，持续按压一段时间。

最后，缓慢按压头顶的百会穴，这会令你神清气爽。**该穴位有助于调节自主神经，对于安神助眠（促进入睡）和提神醒脑都非常有益。**

提神穴位

1 睛明穴：眼角稍上方。

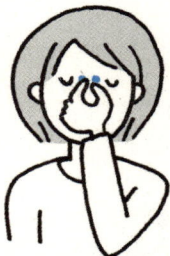

2 合谷穴：食指和拇指的骨头交会点，
　　稍偏向食指一侧的凹陷处。

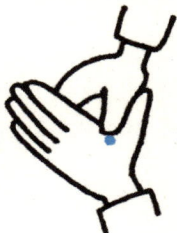

3 百会穴：头顶。

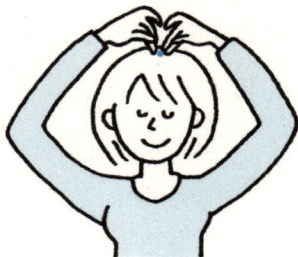

热水泡泡脚，体温噌噌涨

早晨，人体体温处于较低水平。

体温与我们身体的苏醒节奏密切相关。如果起床后感觉难以迅速清醒，**不妨试试用热水泡脚来提高体温。**

找一个足够大的盆，倒入热水，水位应达到脚踝的位置，然后浸泡至全身感到暖和为止。**泡脚不仅能有效驱散寒冷、减轻肿胀，还能缓解疲劳。**当你把双脚从热水中拿出时，能够明显感觉空气与热水的温差，这样的泡脚水温和时长是最适宜的。

我有每天早晨泡脚的习惯。在泡脚的同时，我会阅读报纸或做"舌操"（参见第98页）。在炎热的夏季，夜间容易出汗，我会选择洗一个热水澡，而在其他季节，泡脚则是最佳选择。

泡脚最好是在光线充足的窗边进行，但由于加水、换水颇为麻烦，所以我通常会在浴室里开足灯光，然后美美地享受泡脚的惬意时光。

　　除此之外，提高体温的方法还包括吃早餐。

　　当我们进食时，消化系统的肌肉活动增强，促进了血液循环。这有助于提高体温，帮助身体从睡眠状态过渡到活跃状态。

提高体温的泡脚方法

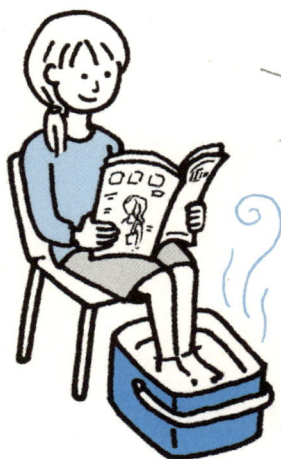

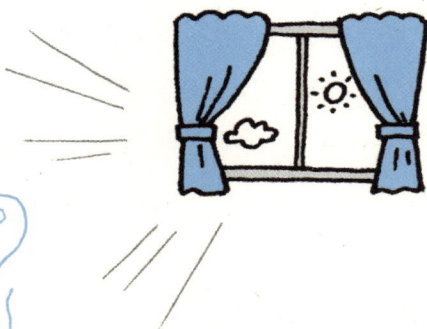

- 准备 43 ～ 45℃的热水和泡脚盆。
- 泡脚 5 ～ 10 分钟。
- 尽量在窗边进行。

2.6 香薰配音乐，心情舒畅

如果早晨醒来后感觉不太清醒，**不妨试试用香薰和音乐来提振精神**。只需片刻，你的清晨时光便能跃升至更高的境界。

早晨，我推荐使用香气清新、有提神作用的精油，如薄荷、柠檬、迷迭香、尤加利或葡萄柚等；音乐则选择轻快且有节奏感的，最好是能让你不由自主地想要随之哼唱的曲目。

提前将香薰扩散器安装在定时插座上，清新的香气就能代替闹钟唤醒你。

如果想利用身边的简易工具来提升睡眠质量，可以在睡前将 1 滴精油滴在口罩上，然后将口罩放入密封的塑料袋中，放置在枕边。当清晨闹钟响起时，只需戴上口罩，你就能迅速精神焕发。

不妨也设定一个音乐闹钟吧。那些能够让人感受到蓬勃生命力的动物叫声，正适合用来唤醒清晨的你。比如鸟儿的啼叫声会让你仿佛置身于高原，使你在醒来时感到神清气爽。

呼吸会自然地跟随音乐的节奏，因此，我建议从一首慢节奏的曲子开始，逐渐过渡到快节奏。这样的音乐可以帮助你从副交感神经主导的状态平稳过渡到交感神经主导的状态，自然而然地唤醒你的身体。

清晨使用香薰的方法

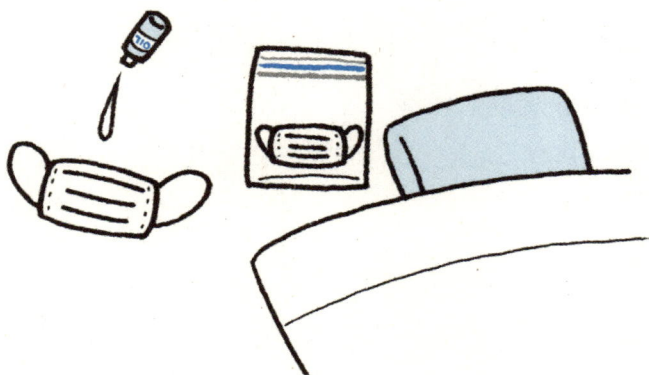

- 将 1 滴精油滴在口罩上，放入可封口的塑料袋中，放在枕头旁边备用。
- 推荐使用薄荷、柠檬、迷迭香、葡萄柚等精油。

3　白天打瞌睡怎么办

3.1　午睡片刻，让睡意清零

午睡不仅仅适合那些晚上没睡好的人，我建议每个人都尝试一下。**午睡不仅能帮助你在下午时段保持活力，还能提升你夜间的睡眠质量。**

为什么午睡能提升夜间的睡眠质量呢？因为**午睡能让身心焕发活力、提神醒脑，让我们在午后活力四射。**

充实的日常活动会让身体疲惫，这有助于我们在夜晚享受深沉的睡眠。

有研究报告指出，即使夜间睡眠时间仅有 4 小时 30 分钟，只要午睡 15 分钟，就能有效避免下午工作效率的下滑。不过，需要注意的是，长期维持夜间睡眠 4 小时 30 分钟 + 午睡 15 分钟的睡眠模式可能会给身体造成不小的负担，因此应该谨慎实施。

若想高效地进行午睡，把控好睡眠时间和选择恰当的睡眠时机至关重要。需要特别注意的是，**避免在进入深度睡眠周期前醒来，同时要确保午睡不会影响夜间的睡眠质量。**

当生物钟正常运作时，下午 2 ～ 4 点，人会自然而然地感到困倦。如果顺应这份困意，在下午 2 点左右休息，是最好不过的。对商务人士来说，利用午休时间提前小睡一会儿也是一个不错的方法。这有助于在下午保持清醒，全神贯注地工作。**建议在中午 12 点到下午 3 点之间，安排一次不超过 20 分钟的小睡。**

老年人往往难以进入深度睡眠的状态，因此，30 分钟以内的小睡较为合适。

如果午睡时间过长，身体可能难以从睡眠状态转换到清醒状态，这会使人醒来后仍然感觉昏昏沉沉，仿佛还身处梦中。

实际上，即使没有真正入睡，仅仅是闭目养神，也能带来一定的恢复效果。

大脑的非快速眼动睡眠（non-rapid eye movement sleep，NREM sleep）根据睡眠深度可分为 4 个阶段。在第一阶段，人可能只有 40% 的时间能意识到自己进入了梦乡，而当睡眠逐渐深入到第二阶段时，这一比例提升至 70% ～ 85%。换句话说，**即便你自己认为"没有睡着"，实际上在大多数情况下，你已经进入了睡眠状态**。

午睡前享用一杯咖啡，可以让你在醒来时头脑更加清醒。咖啡因的提神效果通常在饮用后的 20 ～ 30 分钟开始发挥作用，正好适合午睡后提振精神。

以日本福冈县的明善高中为例，自从该校导入午休期间进行 15 分钟小睡的制度后，学生们的大学入学考试成绩显著提高了，东京大学等名校的录取率也有了大幅提升。**由于短暂的小睡有效缓解了下午的困意，学生们在课堂上的注意力提高了，学习动力也增强了**。此外，学生们在运动中受伤或心理不适的情况也减少了，保健室的使用频率也随之降低。

让我们养成午睡的好习惯，让它成为我们健康生活方式的一部分吧。

高效的午睡方法

- 中午 12 点到下午 3 点之间进行 20 分钟以内的午睡（55 岁以上人群控制在 30 分钟以内）。

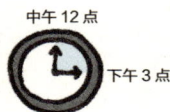

中午 12 点
下午 3 点

- 每天固定时间午睡。

- 不要平躺（防止睡过头）。

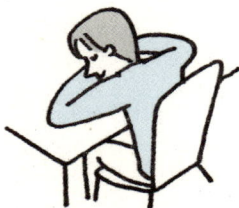

- 午睡前喝杯咖啡。

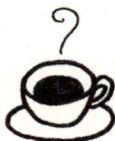

- 保证睡姿不压迫腹部。

- 解开手表带、腰带、鞋带等，不要有紧迫感。

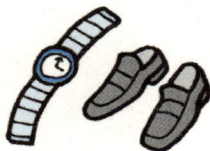

- 设置闹钟，安心入睡。

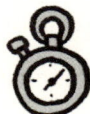

困意来袭，蓝光助你驱散

如果你在工作时感到昏昏欲睡，可以通过刺激感官的方式提神，比如嚼一嚼口香糖，喝一些含咖啡因的饮料，随着音乐哼唱，用冷水洗脸，或者闻一闻清新的薄荷香。在各种方法中，我特别推荐视觉刺激的方式。一旦觉得困了，**就让自己置身于含有蓝光的明亮冷白光中。**与电脑或手机屏幕的光线相比，白天的自然光因其具有的高照度而能更有效地驱散睡意。因此，当你感到困倦时，不妨走到窗边，让来自大自然的阳光唤醒你。

此外，暴露在蓝光下还有助于调节晚上犯困的时间。随着年龄的增长，人的生物钟周期会缩短，导致"早睡早起"，但是晚上 9 点就犯困确实有些过早了。如果你想将"晚上 9 点入睡，凌晨 4 点醒来"的睡眠时段推迟 2 小时，就要避免在起床后立即接触阳光。

待起床后 2 小时，即早上 6 点再接触阳光，同时将室内照明调至最亮。在这之前，尽量保持室内光线像入睡前一样昏暗。

在睡前的 1 个小时内，尽量让自己暴露在富含蓝光的明亮冷白光下，因为蓝光有助于推迟生物钟。

当你感到困倦时，可以站起来，让台灯的光线照在脸上。

英国的一项研究显示，睡前查看电子邮件的提神效果甚至相当于喝两杯意式浓缩咖啡。虽然我通常不推崇这一习惯，但在需要驱散睡意时它也不失为一种有效的方法。

控制早睡，让你的夜晚不再"早退"

- 避免在起床后立即接触阳光。
- 睡前 1 小时暴露在高蓝光照明下。
- 电脑查资料、回复邮件等。

第 2 章

跟"辗转反侧"和"浅尝辄止的睡眠"说拜拜

你是否在夜间频繁醒来?

你是否躺在床上辗转反侧,就是无法进入梦乡?

本章将介绍一些实用妙招,帮助你快速入睡,享受深度睡眠,充分缓解疲劳。

这就是它的功效！

| 唤醒 | 调整生物钟 | 放松身心 | 改善体质 |
| 改善睡眠 | 调节体温 | 整理环境 | 提振精神 |

晚餐后，窝在沙发上看电视，一不小心就昏昏睡去……

晚上难以入睡的罪魁祸首，或许就是傍晚的小睡。

夜幕降临，结束了一天的繁重家务和烧脑工作，你的身体疲惫不堪，加之晚餐后副交感神经开始活跃，人往往会不自觉地打起瞌睡。

尤其是在冬天，窝在温暖的被炉①里，更容易打盹儿。在傍晚时分小睡一会儿，可能会让你在平时该睡觉的时间仍感觉不到困倦。

睡意往往与疲劳程度成正比，清醒的时间越久，疲劳就积

---

① 译者注：被炉是日本特有的一种取暖用具，主要用于冬季取暖。它通常是一张低矮的桌子，桌面覆盖一层棉被，桌子下方嵌有电发热器。人们可以坐在被炉周围的垫子上，将腿和脚伸进桌子下方取暖。

累得越多。反之，起床时，特别是在经过了一夜充足的睡眠之后，睡意是最淡的。运动之后，人越疲惫越会感到困倦，这也是理所当然的。此时，在困意的驱使下，你几乎能倒头就睡。

晚餐后小睡一会儿，或是在回家的公交车上打个盹儿，会减轻疲劳，但这会使你到了平时该睡觉的时间仍没有睡意。

在睡前 8 小时内保持清醒，这一点非常关键。

哪怕午睡时间是在睡前 8 小时之前，如果午睡的时间过长，疲劳感也会大幅降低，从而影响夜间的睡意。

建议将午睡时间控制在 20 ～ 30 分钟。同时，确保全天合理分配脑力活动和体力活动，为夜间积累足够的睡意。

1.2 哲学书伴你入梦

这就是它的功效！

唤醒 调整生物钟 放松身心 改善体质

改善睡眠 调节体温 整理环境 提振精神

我们或多或少都有过这样的经历：在乏味的会议中或是翻阅那些晦涩难懂的文件时，睡意不知不觉地袭来。

其实，我们可以巧妙地利用这一现象，将其转化为助眠的妙方。

那些让人望而生畏、难以一口气读完的哲学巨著或专业书籍，正是助眠的"法宝"。如果你也有难以入睡的夜晚，**不妨提前准备一本这样的书，放在枕边**。

阅读这些晦涩的书籍之所以能让人昏昏欲睡，是因为**大脑为了缓解阅读过程中的"痛苦"，会分泌一种名为 β–内啡肽的神经递质**。

这种物质不仅能减轻疼痛，被誉为"大脑的天然麻醉剂"，还能提振情绪，给人带来幸福感。

众所周知，在跑马拉松的过程中，当身体状态达到极限时，大脑就会分泌 β - 内啡肽来减轻压力，让人体验到所谓的"跑步者高潮"。

在日常生活中，按摩后肌肉的放松和随之而来的困意也是 β - 内啡肽作用的结果。

另外，进行性行为时大脑也会分泌这种物质。

不过，如果你选择的是推理小说等引人入胜的书籍，可能会适得其反。因为阅读这些书籍会导致大脑分泌多巴胺，让你更加兴奋。因此，要注意避免选择这类书籍。

这就是它的功效！

唤醒	调整生物钟	放松身心	改善体质
改善睡眠	调节体温	整理环境	提振精神

有些人习惯在失眠时用酒精助眠，但选择这样的方式要谨慎。事实上，**酒精对睡眠没有任何好处**。

虽然大量饮酒在一开始可能会让你更容易入睡，但在后半夜，随着酒精被分解，交感神经的活动会增强，导致睡眠断断续续，无法消除疲劳。少量饮酒时，入睡会变得困难，但睡眠时间反而有变长的趋势。

酒精助眠的方法，一开始可能让你感到颇为管用，但通常在 1 周后，身体会产生耐受性，且饮酒量也会迅速增加。**摄入的酒精量越多，白天的困意和疲劳感就越强。这是因为酒精会使肌肉放松，气道变窄，从而导致大脑缺氧**。因此，饮酒后打鼾和睡眠呼吸暂停的情况可能会加剧。

睡眠呼吸暂停综合征会给血管带来沉重的负担，进而增加人们罹患高血压、脑血管疾病和心脏病的风险。

无酒精啤酒能够带来优质睡眠。

西班牙一个研究小组的实验证实，无酒精啤酒可以缩短入睡时间，减少白天的焦虑情绪。

啤酒的主要成分之一是一种名为 γ-氨基丁酸（GABA）的氨基酸，它具有镇静作用。另外，无酒精啤酒通常不会产生由酒精引发的不良反应。

建议在周末适当饮用含酒精的啤酒，而工作日则推荐无酒精啤酒。

请注意，饮酒要适量。

1.4 "夜猫子"请注意，烟草和咖啡是睡眠的"隐形刺客"

烟草、酒精和咖啡因等嗜好品虽然能够带来舒缓精神压力和逃避痛苦的效果，但在夜间使用它们时需要格外注意。

烟草的提神效果会持续大约 1 小时，因此建议至少在睡前 1 小时内不要吸烟。研究表明，吸烟量越大，失眠的可能性越高。**吸烟人群的深度睡眠时间比不吸烟人群少，整体睡眠也较浅**。

咖啡因的提神效果通常会持续 4 小时左右，而对于老年人群，可能会持续 6 ～ 7 小时。咖啡因不仅存在于咖啡中，还存在于绿茶、红茶、能量饮料、可可等饮品中；特别是冰镇饮品，由于其在体内吸收较慢，提神效果会持续得更久。

有些人习惯每天喝两三杯咖啡，但当他们因为肠胃不适而戒掉咖啡后，常会意外地发现睡眠质量有所改善。尽管他们在此之前并未觉得自己的睡眠质量有任何问题，但随着深度睡眠的改善，他们才意识到，原来以前的睡眠质量并不理想。

建议夜间选择一些暖身的饮品，如不含咖啡因的谷物咖啡、蒲公英咖啡或草本咖啡等，有助于放松和入睡。

含咖啡因的饮料

饮料	咖啡因含量（每100mL）
玉露	160mg
煎茶	20mg
乌龙茶	20mg
玄米茶	10mg
红茶	30mg
抹茶	32mg
烘焙茶	20mg
番茶[①]	10mg
咖啡	60mg

※ 引自日本文部科学省《日本食品标准成分表》（第五次修订）。

---

① 译者注：番茶（Bancha）是日本绿茶的一种，通常指的是在第一次采摘（一番茶）后，由第二次或第三次采摘的茶叶所制成的茶，也就是我们常听说的"福吉茶"。相比煎茶，番茶的叶子更大，味道相对也更浓烈，价格更经济实惠。番茶的涩味较少，口感清淡，适合老年人饮用，并且由于其咖啡因含量较低，对肠胃的刺激较小，有些人会将其作为睡前茶来饮用。此外，番茶还具有促进消化和去油脂的功效。

1.5 晚上几点睡，在起床的那一刻就决定了

唤醒　调整生物钟　放松身心　改善体质

改善睡眠　调节体温　整理环境　提振精神

每到周日晚上就难以入睡，这可能并非源自工作压力，而是因为你早晨睡过头了。

实际上，何时感到困倦取决于早上何时起床，这是因为人体内有一套生理机制。在起床 15 ~ 16 个小时后，人体开始分泌促睡眠激素——褪黑素。这种激素会激发睡意，通常在其开始分泌后的 1 ~ 2 个小时，身体就会逐渐进入睡眠状态。

倘若早晨 6 点起床，通常你会在晚上 9 ~ 10 点开始感到困意，在晚上 10 ~ 12 点入睡。如果你在周末熬夜，第二天上午 10 点才醒来，那么当晚你可能要到凌晨 2 ~ 4 点才能入睡。

一项针对日本高中生的研究发现，只要连续两天将起床时间延后 3 个小时，就能让生物钟推迟约 45 分钟。

周末也维持与工作日相同的起床时间，这是确保良好睡眠

的基础。关键在于，即使就寝时间有变动，也要确保起床时间的变动不超过 2 小时。

　　尽管如此，周末也偶尔可以享受一个慵懒的早晨。如果当晚你发现自己难以入睡，无须焦虑，不妨拿起一本书，沉浸在阅读中，直到睡意自然袭来。

　　此外，如果因为睡眠不足而感到疲倦，周一晚上应该尽早上床休息，帮助你的睡眠模式回到正轨。

就寝时间和起床时间

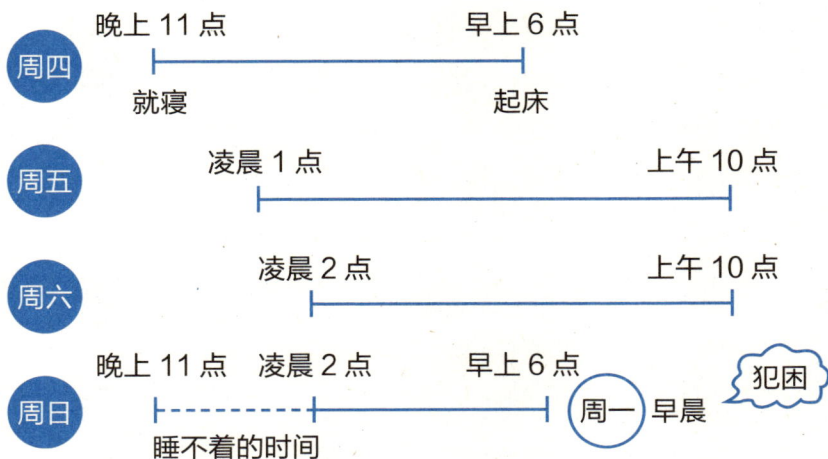

周四　晚上 11 点　　　　　　早上 6 点
　　　就寝　　　　　　　　　起床

周五　凌晨 1 点　　　　　　　　上午 10 点

周六　凌晨 2 点　　　　　　　　上午 10 点

周日　晚上 11 点　凌晨 2 点　　早上 6 点　　犯困
　　　　　　　　　　　　　　　　周一 早晨
　　　睡不着的时间

1.6 晨光浴 30 分钟，精神一整天

这就是它的功效！

唤醒　调整生物钟　放松身心　改善体质

改善睡眠　调节体温　整理环境　提振精神

美国伊利诺伊大学公布的研究结果表明，"靠窗族"会睡得更香。与在接触不到阳光的办公室内工作的人相比，能够接触到自然光线的人，其平均睡眠时间更长，夜间醒来的次数更少，生活满意度更高。

沐浴在阳光中达到一定的时长（30 分钟），可以使你在夜晚睡得更香。甚至有研究人员明确表示，上午时段接受阳光照射的效果相当于睡前服用 1 粒安眠药。

人在沐浴阳光后，体内神经递质 5- 羟色胺的分泌会率先增加。这种化学物质能够改善情绪、激发斗志，从而让人在白天更加活跃。5- 羟色胺还有一个特性，那就是到了晚上，它会转化为褪黑素，而褪黑素能促使人体进入睡眠状态。

即便不直接处于直射的阳光下，只要让明亮的光线进入眼睛就可以，外出时就算打着太阳伞也没关系。**早晨通勤时，尽量在有阳光的地方行走；乘坐公交车时，不妨尝试透过车窗眺望外面的风景。**

人体内的褪黑素水平会随着年龄的增长而逐步下降。年过七旬之后，人体内褪黑素的分泌量可能还不及儿童时期的 1/10，这会导致人们难以进入深度睡眠。正因如此，我们更应该多晒太阳，从而提高睡眠质量。

阳光的作用

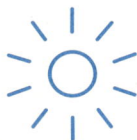

1 重置体内的生物钟（主时钟）。

2 起床时停止分泌褪黑素，驱散睡意。

3 激活交感神经系统，使身体进入活跃模式。

4 适当晒太阳，能增加夜间褪黑素的分泌量。

传统观念认为，在光线昏暗的地方阅读会伤害眼睛。

但其实，为了能顺利地进入睡眠状态，应该在傍晚 5 点左右，**将室内照明调整为如夕阳般柔和、色调偏暗的暖光。**

在调整室内照明时，可以参照太阳东升西落带来的光线变化规律。

从早晨到中午，太阳散发的是明亮的白色冷光，相应地在**办公室中也采用明亮的白光照明**，有助于人们保持精力充沛。傍晚时分，阳光变为橙色调，仿佛在提醒我们，一天的工作可以画上句号，该踏上归程，去享受惬意的闲暇时光了。

傍晚过后，我们应当把室内灯光调节成日落时分那样的橙色暖色调。

随着 LED 照明技术的快速发展，众多厂商推出了具备色温和亮度调节功能的智能吸顶灯。

夜晚将灯光调至暖色调并降低亮度，能让交感神经逐渐恢复平静。照明能迅速营造出适宜的室内氛围，帮助我们快速进入梦乡。

如今，市面上涌现出各式各样带有不同颜色光效的照明设备，如"樱花色调"灯具和"多彩照明"系列产品等。

在日本，明亮的荧光灯照明长久以来都是大众的主流选择。

暖色调照明起初或许会让人觉得光线不够充足，然而待慢慢适应后，便能感受到它所营造出的放松氛围了。

需要注意，若长时间待在便利店这种高亮度的环境中，生物钟可能会推迟，导致入睡困难。

睡前调暗灯光，营造静谧的睡眠环境

暗淡且有情调的照明环境，如同酒吧里营造出的那种氛围，有助于催生睡意。

睡前 1 小时，应把室内灯光的亮度调至晚餐时的一半左右。

将室内光线调至约 150 勒克斯的昏暗状态，有助于促进褪黑素的分泌。

很多智能手机的免费应用程序都具备测量光照强度的功能，不妨尝试一下。

褪黑素是由松果体分泌的一种激素。它能降低体温、血压，减缓心率，让身心放松下来，从而促进睡眠。

如前文所述，褪黑素通常在起床后 15 ～ 16 小时开始分泌，且其分泌量会随着进入眼睛光线的减少而不断增加。

洗澡时，记得留意浴室内的照明情况。如果更衣室内的光线充足，浴室内的灯光可以不打开。

我使用的一款 LED 灯具可以通过连续开关的操作切换暖色光与冷色光。我在早晨和晚上使用的是不同颜色的光线。

此外，我把这种灯泡也装在了卫生间灯具和书桌台灯上，并按照一天不同时段的需求，选择使用冷色光或暖色光，借助光线的变化来调整自己的生物钟。

1.9 睡眠浅，试试"减时"

这就是它的功效！

唤醒	调整生物钟	放松身心	改善体质
改善睡眠	调节体温	整理环境	提振精神

老年人常常陷入这样一个误区：觉得工作时一直没睡好觉，退休后有大把时间，就想通过多睡觉来弥补之前的睡眠不足。

实际上，**随着年龄的增长，人体所需的休息时长在不断减少。**

对晚上辗转反侧，难以入睡，或是半夜频繁醒来的人而言，**适当地缩短睡眠时间反而有助于提高睡眠质量。**

不妨用第 170 页介绍的睡眠日志仔细记录你在床上度过的时间，**确保这个时间为实际睡眠时长 + 30 分钟。**

在各类改善睡眠的研讨会上，常常能看到许多饱受睡眠问题困扰的老年人。

当问起他们通常几点睡觉、几点起床时，常见的回答是"晚上 10 点睡，早上 6 点起"，或者"半夜 12 点睡，早上 8 点起"。实际上，他们在床上度过的时间大约为 8 小时。

日本厚生劳动省发布的《2014 年健康睡眠指南》建议，65
岁以上老年人的理想睡眠时间应为 6 小时。这意味着，睡眠时
间达到 8 小时显然是过多了。

长时间卧床可能会导致睡眠质量下降。适当地缩短睡眠时
间，有助于人们进入更深沉的睡眠状态。

这种方法被称为"睡眠限制疗法"，在临床上也常用于治疗
失眠。

你也不妨试一试通过晚睡早起来提高睡眠质量。

2 "压力山大"，深夜难眠

2.1 睡不着，给大脑来个"冷静浴"

心烦意乱，思绪万千，令你夜不能寐。

此时，**给大脑"降降温"或许是个好主意**。

利用买熟食或甜品时附带的冰袋来降温是个简单易行的好方法。将三四个小冰袋提前放在冰箱中冷冻，然后用手帕包裹起来，轻敷于前额或脑后部。温度要适宜，让人感觉既凉爽又不冰冷，确保舒适，避免因过冷而适得其反。

美国的一项研究报告显示，给前额降温能帮助人快速进入睡眠状态。**这种方法可以减缓大脑的新陈代谢**，即便是失眠患者，平均入睡时间也会缩短 13 分钟左右。

我推荐使用红豆，虽然这得花点工夫。

红豆的水分含量在 15% 左右，将红豆放进冰箱冷冻后，最佳降温效果可以维持 20 ～ 30 分钟。

　　我把在超市购买的红豆装进从百元店买来的小包装袋（大小约为 17cm×13cm）内，制成冰敷包。这样的尺寸和厚度都刚刚好。我会提前把它放进冰箱冷冻，**睡前再将其拿出来放在枕头上，对准后脑勺的位置。**

　　这种凉丝丝的触感，既让人觉得舒适，又能帮助大脑降温。这个方法四季通用，强烈推荐。

冰敷包的制作方法

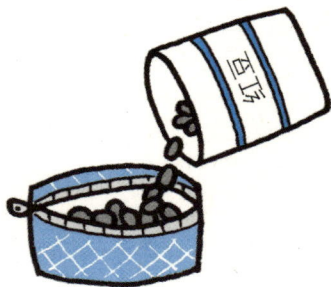

1 将 250g 红豆放入带拉链的小包装袋（大小约为 17cm×13cm）内，并封口。

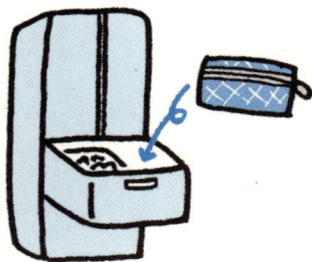

2 将装有红豆的包装袋置于冰箱冷冻室内冷冻。

烦恼缠身，难以入睡。

此时，**若能站在更高的视角审视愁眉苦脸的自己，心情会轻松不少**。

你可以试着摆出一个深陷烦恼的姿势，并用相机记录下此时的自己。

然后，放松身体，望着照片中那个苦恼的自己发会儿呆。

随着你的意识从"我正烦着呢"转变为"这个正在烦恼的人是我呀"，你会开始觉得照片中仿佛是另一个人。此时，你会发现自己的心情已经变轻松了。

在同样的境遇下，为何有些人会被烦恼深深困扰，有些人却不太在意，还有些人根本不放在心上呢？

这是因为，**烦恼并非源自事情本身，而是源自我们对事情**

的反应。

尽管我们心里明白这一点，却无法完全消除这种反应。

于是，烦恼便产生了。

让我们试着换个思路想一想：所谓烦恼，**不过是此刻偶然间闯进我们生活里的小插曲而已**。它并不会长久地持续下去。

不妨客观地审视一下深陷烦恼的自己，为何不尽快从烦恼中摆脱出来呢？

试着把自己切换到"旁观者"的角度，想象另一个自己正在高处俯瞰这个处于烦恼中的自己。

如此一来，那些烦恼好像一下子变得不值一提，你也能惬意地进入梦乡了。

2.3 脑海里回荡"嗡嗡"声，让压力随着声音飘走

倘若你躺在床上，思绪如脱缰的野马，难以入睡，不妨在脑海里制造"嗡嗡嗡"的声响。

这是一个简单易操作的放松方法，在卧室里就能轻松实现。**你只需轻轻闭上双眼，用食指轻轻堵住耳朵，然后发出"嗡嗡嗡"的声音，并让它在脑海里回荡。**

掌握这个方法的关键在于，像哼歌一样，用鼻子轻轻地、缓缓地呼气。放松你的全身，缓缓地进行深呼吸，保持 1 分钟。松开手指的那一瞬间，脑海中会瞬间变得宁静。

如果有新的念头浮现出来，就再次制造这样的声音。如果你的伴侣也在房间里，可以尝试在心里复现这个声音。

这种方法是对瑜伽中的蜂鸣式调息法进行了简化处理。在练瑜伽时，练习者会发出"嗡嗡"声，并让声音在眉心回荡。

这种调息法之所以被称为蜂鸣式调息法，是因为它发出的声音听起来很像蜜蜂振翅的声音。

该方法所具有的放松精神的效果，**尤其适合在演讲前等紧张的场合中使用。**

"明天的演讲能成功吗？"

"必须早点睡，不然就麻烦了。"

"千万不能迟到！"

当你出现以上担忧时，不妨在心里默念"嗡嗡嗡"。

让"嗡嗡"声在脑海中回荡的方法

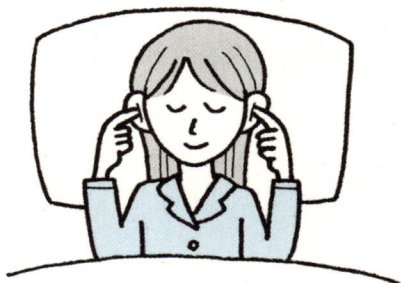

1 闭上眼睛，用食指堵住耳朵。

2 通过鼻子呼气，同时在脑海中制造"嗡嗡嗡"的声音。

聆听自然的声音，随节奏放松身心

舒缓的音乐可以让人心情平静。

睡前宜听一些节奏舒缓且不带歌词的音乐。

当我们听到的音乐带有歌词时，大脑中负责语言理解的区域会被激活，从而不知不觉地开始思考。

呼吸会自然而然地与音乐的节奏保持同步，因此，聆听慢节奏的音乐能够帮助我们放慢呼吸，使心情平静并放松。

让人放松的音乐常包含很多自然界的声音。这是因为这种音乐中采用了"1/f 波动"信号。"1/f 波动"是一种规律性与随机性协调交织的波动，常见于海浪声、溪流声、虫鸣、雨声、心跳声等自然声中，一般认为它能给人带来舒适感和治愈效果。

在自然界的众多声音中，我对水声情有独钟。每当聆听潺潺的溪流声时，我都仿佛能感受到大脑的疲惫和杂质被一一洗净，心中的迷雾也随之消散，由此带来一种被治愈的感觉。

我也非常推荐那些长久以来一直深受人们喜爱的经典名曲。

不妨聆听那些包含能让人放松的阿尔法节律的经典曲目，尤其是由八音盒 CD 演奏的版本，去感受音乐带来的舒缓与治愈。

勃拉姆斯的《摇篮曲》、肖邦的《摇篮曲》、帕赫贝尔的《卡农》、巴赫的《G 弦上的咏叹调》、德彪西的《月光》等名曲旋律优美，能够抚慰心灵，伴你进入甜美的梦乡。

别折腾了，不要强迫自己睡觉

工作中出现失误，或是与亲人挚友分离，这些精神层面的重创常常会让人们陷入失眠的痛苦中。这种滋味，想必大家都曾体会过。

其实，这样的失眠并非坏事。

它是身体为了不让我们沉湎于痛苦回忆中的一种自我保护机制。

一项通过虚拟现实系统重现交通事故的研究发现，那些在事故发生当晚失眠的人，在短短几天内，因事故导致的心理创伤便得到了缓解。

而那些在事故当晚睡眠充足的人，即便在事故发生的 10 天后，只要看到类似的车辆图片，仍然会出现恐惧感和紧张出汗等压力反应。

这表明，**经历重大危机事件后的失眠可能是身体的一种自然防御机制，以帮助我们避免痛苦记忆的固化。**

倘若不了解失眠是一种自然的生理反应，在连续几晚睡眠欠佳后，人往往会担心"今晚恐怕又要失眠"，而这种担忧造成的心理压力又会加重失眠症状。

在这种极度渴望入睡的焦虑感的驱使下，许多人可能会早早地躺到床上去睡觉。

然而，如果没有感到困意就上床睡觉，反而会适得其反。

因为大脑会形成负面的条件反射，将床与失眠的恐惧联系起来。

要知道，失眠只是暂时的，所以要在真正感到困倦时再上床睡觉。

明明意识清醒，身体却无法动弹。

这种令人毛骨悚然的"鬼压床"现象并非幽灵在捣鬼，而是压力在作祟。

在医学上，这种现象被称为"睡眠瘫痪"，与快速眼动睡眠有关。

睡眠分为两种，一种是身体的睡眠——快速眼动睡眠（rapid eye movement，REM），另一种是大脑的睡眠——非快速眼动睡眠（non-rapid eye movement，NREM）。在快速眼动睡眠期间，大脑非常活跃，人一边做梦，一边整理记忆。为了防止在现实中做出梦中的举动，此时身体处于麻痹无力的状态。同时，舌头的肌肉也处于放松状态，使人产生呼吸不畅的感觉。

由于呼吸、脉搏和血压紊乱，快速眼动睡眠有时也被称为

"自主神经风暴"。通常情况下，健康的睡眠是从非快速眼动睡眠开始的，但由于压力大、肌肉疲劳、不规律的生活习惯等因素的影响，有时会导致睡眠从快速眼动睡眠阶段开始，而这正是"鬼压床"现象的真相。

一般认为，人们在旅行或出差期间更容易发生"鬼压床"现象。这可能是由身体因旅途奔波而感到疲惫，但大脑却因对新环境不熟悉而感到压力，从而引起大脑兴奋所致。

此外，黎明时分也容易发生"鬼压床"现象，特别是在睡回笼觉时，更容易发生。

不过，别担心，"鬼压床"并非超自然现象，而是常见的生理现象。

它通常会在一段时间后自行消失，所以，当遇到这种情况时，你只需要缓慢地呼吸，保持平静即可。

采用仰卧睡姿可能致使呼吸道变窄，进而增加"鬼压床"发生的概率。

如果你经常遭遇"鬼压床"，不妨尝试更换为侧卧睡姿。

3.1 睡前 1 分钟，做一套"三桥式快速助眠伸展操"

你是否也有过这样的经历：长时间对着电脑工作，或者在走路时不停地玩手机，结果发现自己的背不知不觉就驼了。

姿势不佳的原因远不止这些。

人在感受到压力时，往往会本能地采取保护性姿势，这会导致背部弯曲。

睡前不妨**调整姿势，确保睡眠时血液和淋巴能够顺畅地流动**。

接下来，我将介绍一种简单易行的"三桥式快速助眠伸展操"，只需在睡前花 1 分钟时间就能完成。

通过这套伸展操，原本紧绷的背部肌肉会得到放松，整个背部能够与褥子紧密贴合。

这样一来，身体的重量就能均匀地分布在褥子上，帮助你更好地放松身心。

"三桥式快速助眠伸展操"的效果

- 胸部打开了，呼吸更加深沉。
- 整个背部与褥子紧密贴合，身体全面放松，快速入睡，促进了深度睡眠。
- 改善了睡姿（低枕与颈部更加贴合）。
- 肩膀周围放松，翻身更加自如。
- 肌肉僵硬情况得到缓解，促进了体液循环，缓解了疲劳。

仅需 1 分钟就能取得以上效果。

如果觉得转动手臂很麻烦，可以跳过下图所示的第 3 步，只需躺在垫子上休息即可。

建议从今晚起，将这一习惯融入你的日常生活中。

三桥式快速助眠伸展操

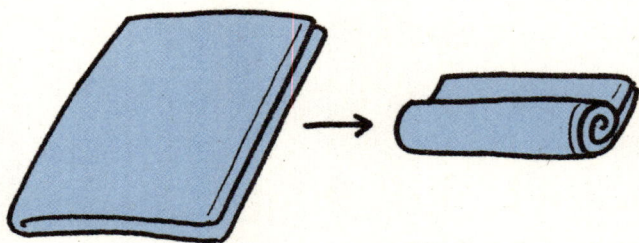

1 将浴巾对折后再对折，卷成直径约为 10cm 的圆筒形。

如果觉得厚度不够，可以将两条浴巾叠在一起使用。

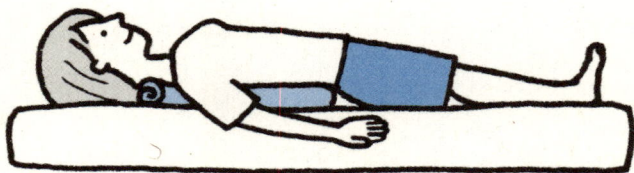

2 仰面平躺，把浴巾垫在脊柱下方，使其贴合背部。

将头部平贴在床垫上。若感到不适，可以在头下垫一个低枕头。然后，做 1 次呼吸动作。

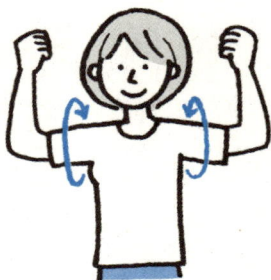

3 仰面平躺，双臂向两侧伸展并弯曲肘部，然后向外轻轻转动 20 次。

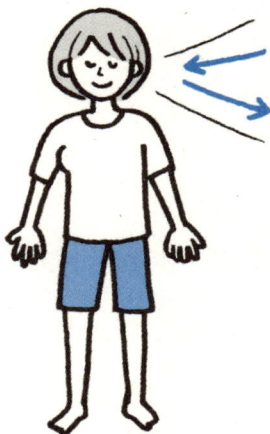

4 将手掌朝上放在身体两侧。闭上眼睛深呼吸 10 次。

想象在呼气时身体变得沉重，慢慢陷入被褥中。

如果时间允许，持续这个过程约 5 分钟。

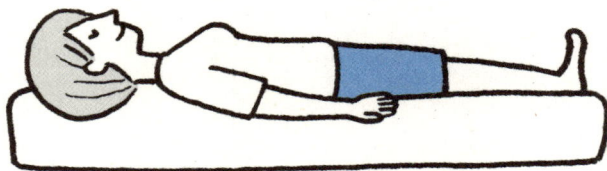

5 移除浴巾后，你会感到背部紧贴褥子，仿佛被褥子吸住，并在全身放松的状态下进入梦乡。

1 条毛巾，搞定 "简单易学伸展操"

　　我们的身体每天都在承受着人际关系、气候变化、工作等带来的压力，这种持续的负荷使肌肉变得紧绷和僵硬。

　　特别是肩胛骨周围的肌肉，如果过于紧绷，会限制我们在睡眠过程中翻身，导致无法通过睡眠来消除疲劳。翻身是身体在自我矫正扭曲的姿态，如果翻身受限，可能导致血液循环不畅。

　　接下来，我将介绍一种使用毛巾就能进行的拉伸练习。

　　只需要简单的 3 个步骤，就能改善全身的血液循环。当你感到身体疲惫时，不妨一试。

简单易学伸展操

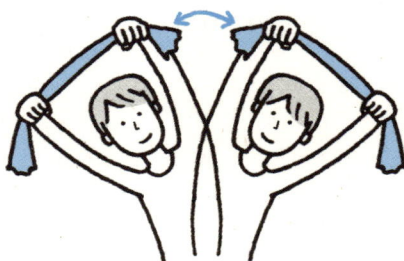

1 伸展身体的侧面

双脚分开，与肩同宽。双手握住一条洗脸毛巾，双手之间的距离与肩同宽。将双臂高举过头，随着呼气慢慢地将身体向左右两侧倾斜。

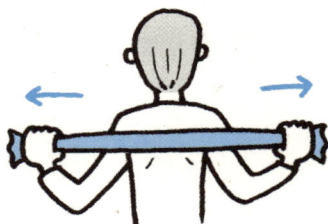

2 肩胛骨向中间靠拢

双手握住毛巾的两端并抬高。一边弯曲肘部，一边让手臂向背部下沉，左右手轻轻拉动毛巾约 10 秒。

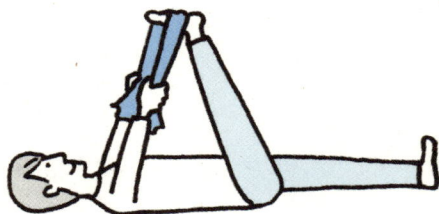

3 腿部后侧拉伸

仰面平躺，用毛巾拉着右脚，脚掌朝天花板方向拉伸。伸直腿部，将毛巾拉向身体。

3.3 **肌肉放松法，让你从头到脚都放松**

身体的各个部位发力，先让肌肉紧张起来，然后瞬间放松。

不断重复这一动作，直到全身放松。这便是临床上广泛采用的"肌肉放松法"。

无论是坐在椅子上还是躺在床上，都能操作。你只需选择一种简便的方式尝试即可。

练习肌肉放松法时，有以下 3 个要点：

①对肌肉施加约八成力量（持续 5 ～ 10 秒）；

②瞬间放松（持续 10 ～ 20 秒）；

③体会肌肉紧张和放松的状态。

饭后不要立即进行练习。练习过程中请保持双眼闭合。

肌肉放松法

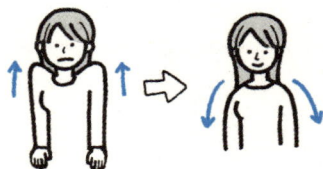

1 将双肩抬高至耳边，然后瞬间放松。

2 握紧拳头，弯曲肘部，同时收紧腋下，双臂用力，然后瞬间放松。想象木偶的线被剪断，肩膀和头部无力地下垂，背部弯曲。

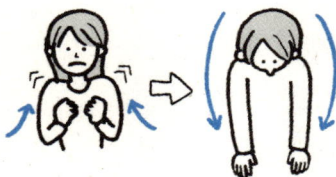

3 将双腿平行于地面抬起，脚尖尽量向天花板伸展，用力向外推脚后跟，同时臀部用力，然后瞬间放松。

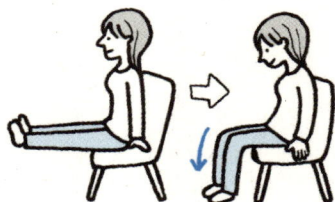

4 最后，全身（双臂、双腿、胸部、头部、面部）用力，然后瞬间放松。

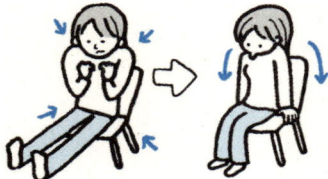

如果身体过于紧张，可以重复这个过程，直到手部、脚部和面部都产生温热感。

4 想要舒适地进入梦乡

这就是它的功效！

唤醒　调整生物钟　放松身心　改善体质

改善睡眠　调节体温　整理环境　提振精神

4.1 释放下巴和眼底的紧张力量

　　睡眠的基本原则是放松。然而，生活在持续压力之下的现代人常常会不自觉地紧咬牙关、肩部紧绷、胸部收缩，使上半身处于紧张状态。

　　入睡时，将意识慢慢移动到身体的每一个部位，感受每个部位的状态，帮助身体放松。

　　躺到床上后，首先放松下巴。

　　只有在放松之后，我们才会意识到自己一直在不自觉地收紧下巴。

　　咬肌会在咬紧牙关时变硬，当精神紧张时，它同样会收缩。放松下巴能帮助我们全身放松。

　　接下来，放松眼球深处的肌肉。

　　长时间盯着电脑屏幕、智能手机等物品，眼外肌往往会处于紧绷状态。控制眼球上下左右移动的是 6 块眼外肌，它们会聚在眼球深处名为总腱环的部位。

放松眼球深处的肌肉可以让眼周肌肉全部松弛下来。

压力往往会导致上半身变得僵硬，通过放松这两个部位，能显著缓解紧张情绪。

继续这一放松的过程，**一点一点地将注意力从脚尖移至头部，逐一放松身体的每个部位。**

随着缓慢地吐气，依次放松脚尖、脚后跟、脚踝、小腿肚、膝盖、大腿……

当你的注意力到达颈部时，也许你就已经进入梦乡了。

4.2　畅通左鼻，平心静气

这就是它的功效！

唤醒　调整生物钟　放松身心　改善体质

改善睡眠　调节体温　整理环境　提振精神

试着分别按住右鼻孔和左鼻孔，用另一个鼻孔呼吸。

左鼻孔的气流不畅，意味着身体处于紧张状态。

右鼻孔与交感神经相连，左鼻孔与副交感神经相连。

睡觉时，可以采用瑜伽的单鼻呼吸法改善鼻腔的通气情况。这种呼吸法有助于平衡自主神经系统，稳定情绪，并促进面部的血液循环。

鼻塞时感到头脑昏沉，是因为大脑缺乏充足的氧气供应。

单鼻呼吸法可以使大脑获得充足的氧气，帮助我们放松身心，顺利进入深度睡眠。

平心静气的单鼻呼吸法

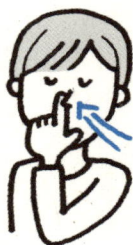

1 左鼻孔吸气

左手的食指轻轻堵住右鼻孔，缓缓地通过左鼻孔吸气 4 秒钟，也可使用另一只手。

2 右鼻孔呼气

用左手拇指封住左鼻孔，通过右鼻孔慢慢地呼气 4 秒钟，将气息彻底呼出。

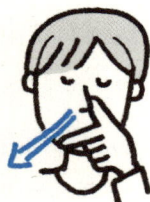

3 右鼻孔吸气

将气息完全呼出后，继续用左手拇指按住左鼻孔，通过右鼻孔深深地吸入空气。

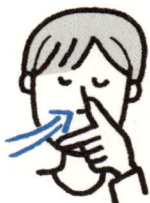

4 左鼻孔呼气

用左手食指按住右鼻孔，通过左鼻孔将气息完全呼出。

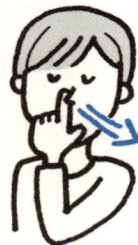

4.3

给眼睛、脖子和腰做个温暖 SPA

这就是它的功效！

唤醒	调整生物钟	放松身心	改善体质
改善睡眠	调节体温	整理环境	提振精神

最近，热敷眼罩非常流行。

热敷眼部有助于缓解疲劳，帮助全身放松。

控制眼球运动的动眼神经属于副交感神经系统，因此，**热敷眼部可以促进副交感神经活动，帮助身体进入放松状态**。热敷片刻之后，血管会逐渐扩张，手脚也会变暖。人体还有许多类似的放松部位。

眼周 因长时间使用电脑、手机等，眼睛感到疲劳时。

颈后 肩颈部长时间劳累时。

腰部（骶骨） 因长时间站立工作或运动，感到腰部疲劳时。

脊椎 因压力而感到疲劳时。

腹部 情绪低落或痛经时。

热敷包的制作方法

所需材料

- 糙米 120g
- 炒米糠 100g
- 天然盐 30g
- 辣椒 1 根

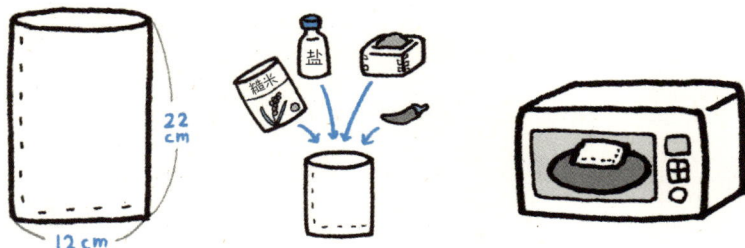

1 将细棉布对折，制作成约 22cm×12cm 大小的袋子，将所需材料放入袋子后缝合。

2 用 600 瓦的微波炉将每个袋子加热 60 秒。将袋子放平整，避免过度加热。

可以用热敷包同时热敷身体的多个部位，也可以与第 52 页介绍的冷敷头部助眠法相结合，以达到更佳的效果。

无须特地购买眼罩，可以用毛巾和微波炉自制一个热敷包来放松身体的关键部位。只需将湿毛巾用微波炉加热后放入塑料袋中，然后敷在需要热敷的部位即可。

推荐使用上图所示的方法制作可重复使用的热敷包，可以做三四个备用，既方便又实用。

4.4 用手掌治愈双眼

给眼睛做热敷其实很简单，即使没有专门的工具也可以做到。

只需要将手掌敷在眼睛上大约 1 分钟即可，躺在床上就能轻松完成。

双手摩擦生热后，将温热的手掌像碗一样扣在眼睛上。感受从手掌传递来的热量，用鼻子吸气，随后缓缓地用嘴巴呼气，并想象眼睛的疲劳和代谢废物随着呼气而被排出体外。

在这一过程中，想象自己正在仰望星空。

这就是瑜伽中的"照气法[①]"。

坐在办公桌前长时间盯着电脑屏幕，上下班途中又一直埋头看手机，我们很少有时间注视远处的事物。这种习惯会导致眼睛周围的肌肉紧张。练习照气法可以帮助我们放松紧张的眼周肌肉。

---

① 译者注：照气法是先将双手摩擦生热，然后用温暖的手掌覆盖双眼的方法。

用手掌缓解眼睛疲劳的方法

1 摩擦双手。

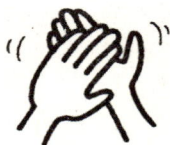

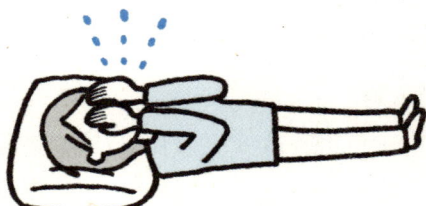

2 将温暖的手掌轻轻贴在眼皮上，用鼻子吸气，用嘴巴呼气。

在工作间隙，不妨每小时抽出 1 分钟的时间给眼睛做做热敷。这样能让视线变得清晰，眼睛感觉更轻松。就像缺乏运动会让肌肉变得僵硬一样，眼睛若缺乏适当的运动，眼周的肌肉和视神经的血液循环会变差，导致眼睛疲劳、近视加深或眼干症状恶化。

眼睛是"大脑裸露在外的部分"，**眼睛的疲劳与大脑的疲惫息息相关**。

放松眼睛的同时，大脑也会得到放松，所以在感觉到疲劳时务必要仔细呵护你的双眼。

这就是它的功效！

唤醒　调整生物钟　放松身心　改善体质

改善睡眠　调节体温　整理环境　提振精神

凝望满天繁星能够促进安睡。

一项使用星空投影仪进行的实验证明了这一点。睡前使用该设备可以**改善入睡情况，使睡眠更深，并减少夜间醒来的次数**。特别是在非快速眼动睡眠的第三阶段和第四阶段，也就是所谓的慢波睡眠期，平均可以增加 30% 的深度睡眠时间。

在慢波睡眠阶段，人体会分泌大量的生长激素，从而促进新陈代谢和消除疲劳。这也就解释了为什么经过深度睡眠，身体能更高效地恢复，醒来时会感觉神清气爽。

睡眠与自主神经系统息息相关。当你难以入睡时，通常是因为交感神经过于活跃。此时，活动眼睛可以激活副交感神经，引导身体切换到放松状态。

瞳孔的大小会根据眼睛注视对象距离的远近而变化。当看近处的物体时，瞳孔会放大；而看向远方时，瞳孔则会缩小。

此外，当人处于紧张状态时，瞳孔会扩张变大；而在放松状态时，瞳孔则会收缩变小。换句话说，**远眺能够使人自然而然地放松。**

白天，我们常常盯着电脑、手机等近处的屏幕，导致眼睛紧张。当夜幕降临后，不妨将目光投向遥远的星空，感受宇宙的浩瀚，相较之下，自己的烦恼也会变得无关紧要。

仰望星空，让我们将身心的紧张和压力一并释放，享受那份宁静，自然而然地迎接睡眠的到来。

自古以来，人们就对草本茶情有独钟。

草本茶大多不含咖啡因，因此即使在睡前享用，也无须担忧。

草本茶的魅力不仅在于其丰富的口感，更在于其升腾的香气，而这种香气实际上具有显著的功效。

饮用草本茶，不仅能够使人获得美妙的味觉体验，还可以借助其散发的香气让身体获益。**从广义上讲，这也算是一种芳香疗法。**

市面上有各种各样的草本茶，其中，甘菊茶能令人放松且口感较好。在甘菊茶中加入一些橘子酱，让橘子的香气弥漫开来，茶味会更加浓郁；也可以在甘菊茶中加入牛奶，制成甘菊奶茶。夏天，在甘菊茶中加入少量的薄荷或柠檬草，可以在享受清凉感的同时达到放松的效果。

此外，薰衣草花茶、椴树花茶、贯叶连翘草本茶、玫瑰花茶等都是具有舒缓作用的草本茶。你可以根据自己喜欢的味道和香气来选择一款适合自己的草本茶。

对于喜欢喝咖啡的人，推荐尝试谷物咖啡或蒲公英咖啡。

谷物咖啡是一种以大麦、黑麦、菊苣根为原料，经过烘焙和研磨制成的具有咖啡风味的饮料；而蒲公英咖啡则是由蒲公英根制成。

这两种饮品**不仅具有温暖身体的效果，而且不含咖啡因，非常适合睡前饮用**。

此外，荞麦茶和大麦茶也都不含咖啡因。当然，简简单单喝些白开水也是不错的选择。慢慢饮用温度比体温稍高的白开水有助于恢复内脏器官的功能。当你因压力而感到身体不适时，不妨试一试此方法。

用语言的魔力召唤沉睡的天使

"睡不着的时候就数羊",这是自古流传下来的老办法。然而,用日语数羊也许达不到预期的效果。

当用英语说"一只羊（one sheep）"时,会自然而然地慢慢呼气,发出"xi"的声音,有助于平静心情、放松身体;但是用日语数羊时,说的是"Hitsuji ga ippiki",可能会让呼气受阻,从而无法放松。

美国的一项研究表明,**想象一些与"放松"相关的词语可以使人快速入睡**。

研究发现,47% 的受试者看到"休息""放松""感觉舒适"和"宁静"等与睡眠相关的词语,相比看到普通的词语,能够睡得更久。

进一步的研究发现,**想象一些与"休息"相关的词语更容**

易使人入睡。建议将这些词语写在便笺上，贴在睡前容易看到的地方。

我个人的建议是，睡前不断在心中默念那些能够唤起幸福感的词语。

选择一些能够触动你心弦的词语，如**"开心""舒适""惬意""幸福"和"满足"**，你可以在其中挑选 3 ～ 5 个词语尝试一下。

这些词语似乎有魔力，能够带你进入一种宁静愉悦的状态，让你更舒适地进入梦乡。

关键在于，当你默念这些词语时，全身心地去感受它们所带来的感觉。

让我们在满满的幸福感中，渐渐进入梦乡。

4.8 让泪水洗去心灵的尘埃

对于那些寻求放松的人，我建议尝试一种情感宣泄的方法——让自己感动到流泪。

当人们放声痛哭时，往往会感到情绪得到释放，从而变得轻松，因为泪水本身就具有舒缓的作用。

你可以在网上搜索"感人故事""催泪电影""动人演讲"或"感人的体育瞬间"，一定能找到一些触动你心弦的故事。这时，不要在意别人的看法，让自己完全沉浸在这些故事中，尽情哭泣。

尽情哭泣，释放那些积压的情感，是一种自我疗愈的方式。

无论是出于喜悦还是悲伤，当压力积累到一定程度，交感神经活跃会导致血压上升，眼眶也会变得湿润。

随着紧张情绪得到缓解，副交感神经开始发挥作用，泪水便夺眶而出。

可以说，泪水是开启放松状态之门的钥匙。流泪有助于缓解压力，平复心中混乱和愤怒的情绪。

哭泣不仅有助于提高免疫力，它还像笑一样，能够缓解压力。当感到心情烦躁、情绪低落或悲伤难过时，就尽情哭泣吧。

现在，人们越来越关注通过主动哭泣来释放压力的"哭泣效应"。让我们用这种方式来重整心情，以平和的心态进入梦乡。

4.9

睡前冥想（基础呼吸篇）

这就是它的功效

唤醒　调整生物钟　放松身心　改善体质

改善睡眠　调节体温　整理环境　提振精神

在欧美，"冥想"正迅速成为商务人士的新宠。

冥想不仅有助于恢复精力，还能显著提高注意力和创造力。一些科技巨头公司，如谷歌和英特尔，已经将冥想纳入工作文化当中了。

冥想有很多种方式，最基础的一种就是专注于呼吸的冥想。如果以平躺姿势进行冥想，很快就会感到睡意袭来。

这种冥想方法简单易行，适合每个人。你不妨亲自体验一下。

基础冥想方法

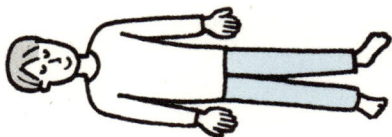

1 仰卧在床上，双脚分开，与肩同宽。双手掌心向上，与腰部保持一点儿距离。

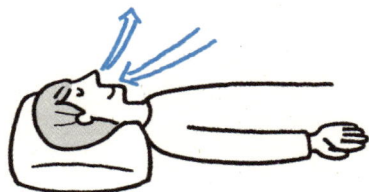

2 将注意力集中在眉心，静静地、缓慢地深呼吸。专注于呼气的过程，自然吸气。

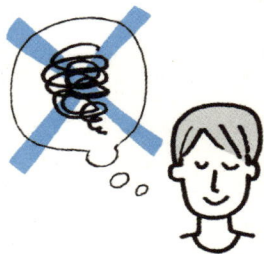

3 缓慢呼吸的同时，只关注呼吸本身。如果出现其他杂念，就将注意力重新集中到呼吸上。保持平和的心态，自然地进入梦乡。

4.10 睡前冥想（应用宇宙篇）

想要在短时间内快速消除疲劳，我推荐一种冥想方式：想象自己与宇宙融为一体。

这种冥想从微小的自我意识出发，感知自己是宇宙中的一粒微尘，然后逐步扩展到宏大的自我意识，感觉自己就是整个宇宙。

引导宇宙的能量渗入身体的每个细胞。

日本 Della 公司在这种冥想方式中加入音乐伴奏和三桥美穗监制的旁白，制成了 CD《助眠冥想》。CD 中的第一首曲目是唤醒指南，第二首曲目是午睡音乐，第三首曲目则是这种冥想。我在研讨会上播放该 CD，总会有备受失眠困扰的人被它带入梦乡。

极力推荐你也试一试。

感受宇宙的冥想方法

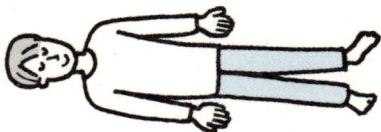

1 仰卧在床上，双腿分开，与肩同宽。双手掌心向上，与腰部保持一点儿距离。

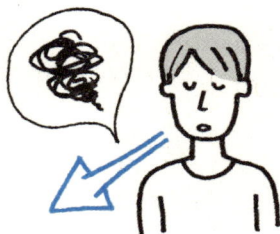

2 将注意力集中在眉心，静静地、缓慢地深呼吸。将脑海中浮现的问题和情感随着呼气一同释放出去。

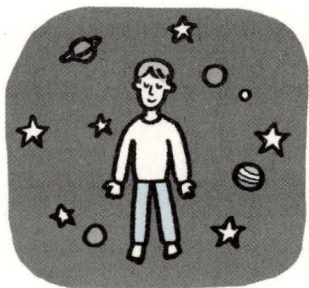

3 当思绪归于平静时，想象自己被一片灿烂夺目的纯白色光芒所包围。这片光芒扩散开来，不仅照亮了你的房间，还延伸至街道、整个世界，乃至整个宇宙。感受自己与宇宙融为一体，让这种感受伴随你进入梦乡。

5 不规律的生活，睡出规律的节奏

5.1 定点睡觉，化不规律为规律

这就是它的功效！

唤醒　调整生物钟　放松身心　改善体质

改善睡眠　调节体温　整理环境　提振精神

"昨晚直到凌晨 2 点才上床，平时都是晚上 11 点就睡觉。"

随着工作模式日益多样化，如弹性工作制、灵活办公等，越来越多的人难以维持规律的作息时间。

长期不规律的生活习惯会导致睡眠时间和入睡时间变得不稳定，进而扰乱体内的生物钟。为了尽可能减少这种影响，可以采用"锚定睡眠法"。

"锚定"是"抛锚进行固定"的意思。锚定睡眠法是一种固定睡眠时间的方法，即保证每天所需睡眠时间的一半被安排在固定的时间，从而避免扰乱生物钟。

如果你的理想睡眠时间是 7 小时，那么应该保证每天至少有一半的时间，即 3 小时 30 分钟都在同一时间睡觉，而剩下的 3 小时 30 分钟则在想睡的时候去睡。

此外，将核心睡眠时间安排在晚上 12 点至凌晨 4 点之间，能最大限度地减少身体机能的衰退。

把每日三餐的时间固定下来，这种做法称为"锚定饮食法"。将其与锚定睡眠法相结合，可以进一步提升助眠效果。

在忙碌时期，我们可以通过锚定睡眠和锚定饮食的方法来保障睡眠。不过，要注意，锚定睡眠会给身体带来一定的负面影响，因此建议不要执行超过 2 周，并且，还应尽可能地延长核心睡眠的时间。

锚定睡眠和锚定饮食示例

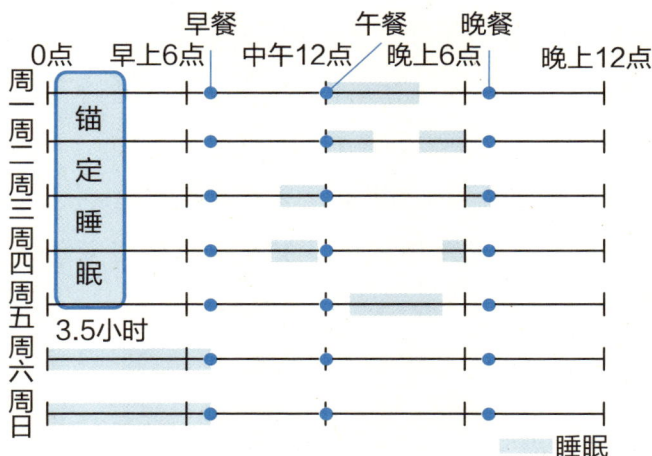

"今夜无眠"，熬夜也要"睡"出风采

如果你有必须在次日清晨前完成的任务，并且**已经决定熬夜应对，那么建议你首先抓紧时间小睡片刻，以缓解大脑的疲劳**。毕竟，睡眠的首要目的是让大脑得到休息，能让后续熬夜工作时的状态更好。

越是不眠不休地工作，工作表现就越差。事实上，如果你通宵拼命工作，在起床后的第 17 个小时，你的工作效率会降低至与血液酒精含量达到 0.05% 时相当的水平。

例如，你在早上 6 点起床，可能会在晚上 11 点感到昏昏沉沉，就像喝了一小瓶酒一样。所以，**当夜晚睡意来袭时，不妨休息 90 分钟左右**。

为了避免在舒适的环境中睡过头，可以选择躺在沙发上或地板上，不要关灯，用眼罩或手帕遮挡部分光线，以减少进入眼睛的光线量。

小睡片刻后，吹吹冷风或伸个懒腰，驱散剩余的睡意。

当你在工作中再次感到疲倦时，不妨试着保持坐姿，在椅子上短暂休息 15 分钟。

想通过喝咖啡来抑制睡意，效果往往不尽如人意。

咖啡因的作用仅仅是阻止促进睡眠的物质作用于睡眠中枢，因此疲劳仍会不断累积，工作效率也会不断下降。巧妙地利用小睡技巧，是熬夜时也能确保工作效率的关键。

熬夜时的小睡方法

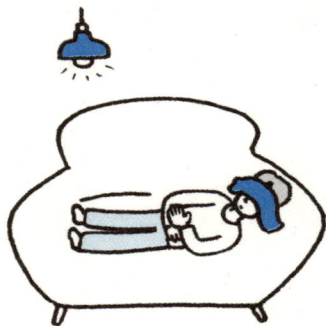

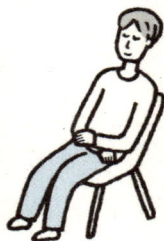

当睡意袭来时，睡 90 分钟。　　再次感到睡意时，小睡 15 分钟。

5.3 跨越时差，"睡"遍全球

你是否希望在国外旅行时，没有时差反应，从第一天开始就能尽情享受旅行？**避免倒时差的秘诀在于合理安排饮食、光线接触，以及调整飞行过程中的睡眠方式。**

哈佛大学的一项研究发现，**早餐前禁食 16 小时有助于迅速调整时差**。这是因为延长空腹时间有助于激活体内的生物钟调整机制（更多信息请参考第 184 页）。

例如，上午 11 点从东京乘飞机出发，当地时间下午 3 点半到达伦敦，飞行时间为 12 小时 30 分钟。

如果你计划在第二天早上 8 点吃早餐，那么从当天下午 4 点开始就不要进食。也就是说，在飞机着陆后尽快吃晚餐，然后禁食到第二天早上。

如果你觉得饥饿难以忍受，建议在飞机上尽量保持清醒，不要睡觉。

在飞行旅途的前半段，可以安排 1～2 小时的短暂睡眠。**关键在于确保在当地时间的夜晚到来前积累足够的睡意。**

抵达酒店后，享用一顿简单的晚餐，并通过慢跑或散步让身体活动起来，第二天早晨充分接触阳光，这样就能缓解因时差带来的不适。

如果你从东京飞往纽约，鉴于大多数航班都会在上午抵达目的地，建议你在飞机上根据当地时间安排充足的睡眠。用靠垫支撑颈部和腰部并保持姿势稳定，再戴上眼罩，有助于提高睡眠质量。

抵达目的地后，尽量保持活动状态，尽早享用一顿晚餐，然后就去休息。第二天早晨在空腹的状态下吃早餐，并确保上午时段充分接触阳光，这样有助于更快地适应时区变化，享受美好的旅行时光。

6 身体不适，我有妙招

6.1 打鼾了，试试"舌操"

　　对于 50 岁左右的女性，如果近期出现打鼾的情况，**可以试着做一下"舌操"来锻炼舌部的肌肉**。打鼾时，由于吸入体内的氧气量不足，会导致睡眠变浅。因此，我们不能轻视这个问题，认为"只是打鼾而已"，而应该采取适当的措施。

　　保持嘴唇轻轻闭合的状态，用舌尖从口腔内侧抵住口周部位缓缓地转动绕圈。左转 2 次，右转 2 次为 1 组，早、中、晚各做 3 组以上的练习。刚开始做很快就会感到疲劳，建议逐步增加练习的次数和时长。

　　事实上，随着孕酮水平的下降，肌肉的弹性会降低，导致气道变窄。体重并没有增加，但下巴却变得松弛，这是由于肌肉失去了弹性。**通过练习舌操，最快只需短短 3 天，你就能感觉到面部变得更加紧致**。

舌操

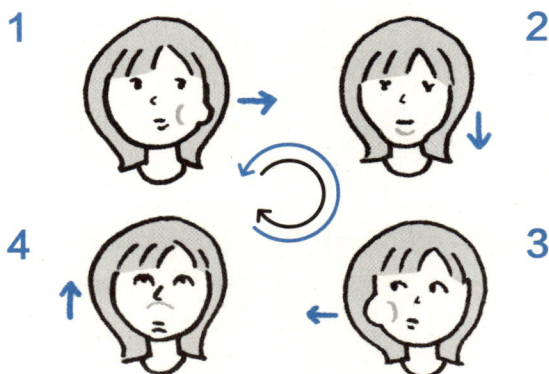

　　这样简单地转动舌头**不仅能有效缓解打鼾和减少双下巴，有助于改善法令纹和面部不对称的问题**，还能促进咬合功能和缓解头痛。此外，练习舌操能增加唾液分泌，有助于防治口臭和牙周病，给身体带来诸多益处，让身体更健康。

　　当你习惯转舌头之后，不妨尝试让眼睛也跟随舌头一起转动。这一动作有助于放松眼部肌肉，预防眼部疲劳和干眼症。

6.2 鼾声如雷太烦恼，"孕妇姿势"一招让你优雅安睡

想要缓解打鼾，建议采用侧卧或俯卧的睡姿。

对于体形偏胖的人群，推荐采用"孕妇睡姿"。

孕妇在孕晚期常采用的睡姿叫作"西姆斯卧位（Sims position）"①。

对习惯俯卧睡姿的人来说，侧卧睡觉时，下面的手臂应该放在背后，上面的手臂轻轻弯曲，放在胸前，上面的腿弯曲，并借助垫子找到一个舒适的姿势。

打鼾是由气道变窄所致。**仰卧睡觉时，由于重力作用，舌头会垂向喉咙深处，使气道变窄，更容易打鼾。**

此外，饮酒会导致肌肉松弛，往往会加剧打鼾。对于偶尔

---

① 译者注：西姆斯卧位（Sims position），也称半俯卧位，以妇科医生莫里安·西姆斯（J. Marion Sims）的名字命名。

出现的轻微打鼾症状，适当调整枕头的高度在多数情况下有助于减轻症状。

侧卧睡觉时，使用"背枕"也是一种有效改善打鼾的方法。在后背绑上一个枕头，会使仰卧时感到不适，从而促使人保持侧睡。另外，在筒袜里装一个网球，将其绑在腰间，让网球正好顶在腰部，也能起到类似的效果。

西姆斯卧位

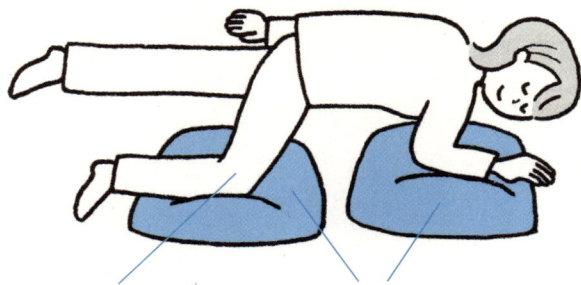

弯曲膝盖　　　　　放置垫子

如果你在夜间打鼾严重，明明睡眠时间已经很充足了，但早晨起床后或白天仍然很困倦，这可能是患有睡眠呼吸暂停综合征的征兆。建议尽早就医，由专业医生进行诊断和治疗。

6.3 腿抽筋了，用腿部保暖套

这就是它的功效！

唤醒	调整生物钟	放松身心	改善体质
改善睡眠	调节体温	整理环境	提振精神

睡觉时突然小腿抽筋，那种剧烈的疼痛真是让人痛苦不堪。**小腿抽筋的主要原因包括肌肉疲劳、缺水以及着凉。**

运动后若肌肉疲劳，应在沐浴时轻柔地按摩小腿。你可能知道冬季天气寒冷会导致小腿抽筋，然而，夏季也可能出现这一状况。因此，建议夏季也使用护腿保暖。

夏季，许多人穿着短裤或五分裤入睡，只在腹部搭一条毛巾被，而腿部依然露在外面。

这种睡眠方式，在清晨气温和体温下降时，小腿容易着凉，从而引发抽筋。

夏天睡觉时会出很多汗，很容易导致缺水。

我的夏季睡衣是杨柳绉面料的长裤和七分袖上衣。

以前我总是穿短袖睡衣，但后来发现把胳膊肘遮起来会更舒服。在挑选裤子时，我更喜欢长款的，可惜这种款式不太好找。要是裤子短了，为了避免腿部着凉，我就会套上护腿。

有些人在冬季选择穿着袜子睡觉，但为了防止袜子阻碍脚部散热，我建议穿护腿。袜子可能会因为吸收了散热时流出的汗水而变得潮湿，反而会使脚部感觉冷。

挑选护腿时，应该选择宽松且没有压迫感的款式。

一到傍晚，双腿就肿胀得厉害。

这种肿胀感持续到夜晚也不能缓解，甚至会影响睡眠。

许多需要长时间保持同一姿势的人，如从事站立工作，或者长时间坐在办公桌前办公的人，都会有这样的困扰。

肿胀往往是因为血液回流至心脏的过程不顺畅。血液从心脏泵出，通过动脉输送到全身各处，再经静脉回流至心脏，当这一功能减弱时，就容易出现肿胀。

尤其是女性和老年人，因为肌肉量不足，**肌肉的泵血能力相对较弱，所以更容易出现肿胀**。另外，随着年龄的增长，防止血液逆流的静脉瓣功能也会逐渐减退。

缓解肿胀的方法之一是在睡觉时把腿抬高。在小腿下放置一个垫子，仰卧 15 分钟左右，等到肿胀缓解后移除垫子。

对于那些难以消退的肿胀，建议使用睡眠专用弹力袜。这种袜子脚踝处压力较大，从脚踝向上至膝盖处压力逐渐变小，这样的设计有助于静脉血的回流。与白天穿的弹力袜相比，睡眠专用弹力袜通常更宽松，特别是它的脚部顶端是开口的，不会影响散热。

还有一种电动床值得大家关注。这种床具有自动升降脚部和背部的功能。它能够帮助我们缓解各种身体不适，着实是一款出色的产品。对于腿部肿胀，它可以抬高脚部；对于腰痛，它可以通过弯曲膝盖或抬高背部来减轻疼痛。哮喘、反流性食管炎和打鼾，都能通过抬高背部来缓解。

虽然一提到电动床，人们往往联想到的就是它的护理用途，但其实在读书或看电视时，电动床也能带来极大的舒适感。

如果你考虑换床，不妨将这款电动床作为候选之一。

腰痛难忍，1 条毛巾，痛感全消

"前凸后翘"是许多女性梦寐以求的身材，但是，在睡觉时可能会有所不便。腰部和臀部之间的曲线凹凸太明显常常会导致腰痛。

不少男性也会因为臀部比背部更突出，也就是拥有"翘臀"，而遭受腰痛的困扰。

如果你也有这样的困扰，可以尝试用一条毛巾来填补腰部和床之间的空隙。

将毛巾纵向折叠成 3 层，与身体垂直放置，确保在翻身时毛巾也能支撑腰部。根据腰部间隙的大小，适当调整毛巾的厚度。

如果你使用的床垫较硬，导致腰部不适，不妨试一试这种方法。许多人发现这种方式能有效缓解腰部不适感。

注意，应使用较薄的毛巾，将厚度调整到有足够的支撑力但又不会感觉过厚。

另外，**在膝盖下方放置一个垫子有时也能缓解腰痛。** 这样做可以使腰部自然伸展，与床垫更加贴合。

如果你感到腰痛，不妨尝试侧卧等多种睡姿，进而从中找到一个不会引起疼痛的舒适姿势。

用毛巾巧妙缓解顽固腰痛

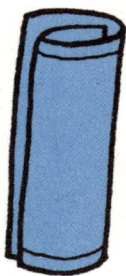

1 将一条薄毛巾纵向折叠成 3 层。

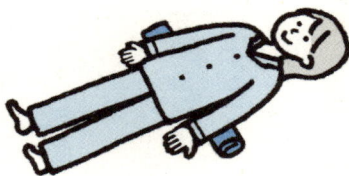

2 将折叠后的毛巾垫在腰部下方，填补腰部与床垫间的空隙。

第 3 章

营造舒适睡眠
环境的秘诀

人生有 1/3 的时间都在睡梦中度过，既然如此，为何不享受舒适的睡眠呢？

本章将为你揭晓营造舒适睡眠环境的秘诀。

1 换上睡衣，迎接甜美梦境

1.1 换上睡衣，释放一日的疲惫

这就是它的功效！

唤醒　调整生物钟　放松身心　改善体质

改善睡眠　调节体温　整理环境　提振精神

游泳时需要穿泳装，跑马拉松时应着跑步服，同样，**睡觉时最适宜的着装是睡衣，而非家居服**。

建议选择由棉、丝或有机棉等柔软材料制成的棉毛布或双层纱布等面料的睡衣。夏季，穿不贴身的杨柳绉、泡泡纱或双层纱布面料的睡衣会更加舒适。

回到家中，我们自然而然地想要摘掉手表和皮带。**睡觉时也一样，少些束缚，多些自在**。若新买的睡衣松紧带有点儿紧，建议更换松紧带。选择细软的松紧带，双层叠加，调整至既合身又不致滑落的程度。

我曾习惯穿着家居服入睡。有一次，我偶然换上了睡衣，第二天清晨醒来，我感到格外轻松。或许是家居服的布料与被子之间的摩擦力比较大，如此一来，每次我翻身时被子也会跟着移动，不知不觉间耗费了我不少力气。

自从改穿睡衣后，我在被窝里就能更自在地舒展身体了。

毛茸茸的冬季家居服不仅摩擦力大，还不吸汗，无法调节体温，特别是连帽衫，穿着它过夜可能会让颈部疲劳。

为了更好地享受睡眠带来的放松和恢复效果，一套舒适的睡衣是不错的选择。

挑选睡衣时的考量要素

- 是否感觉宽松，无束缚感。
- 吸湿性能是否出色。
- 材质是否柔软亲肤。
- 剪裁是否宽松，活动时是否有紧绷感。
- 翻身时，面料是否会跟着卷起来。

1.2 沉醉于丝绸的温柔怀抱

这就是它的功效！

唤醒	调整生物钟	放松身心	改善体质
改善睡眠	调节体温	整理环境	提振精神

丝绸宛如美丽肌肤的温柔伴侣。

丝绸质地柔软，不仅能呵护肌肤，还能助你安然入睡。

入睡时，人体为了降低深部体温，会通过增加出汗量来散热，整个夜晚人体排出的汗液有 1 杯水那么多。因此，**如果贴身衣物具备卓越的吸湿排汗性能**，可以在很大程度上提升睡眠的舒适性。

丝绸的吸湿能力是棉布的 1.5 倍，其出色的透气性能确保了面料不会紧贴皮肤，始终保持干爽和顺滑。

不论是在炎热的印度热带地区，还是在寒冷的西伯利亚地带，仅仅几毫米厚的蚕茧都默默守护着幼蚕。丝绸具有卓越的温度调节性能，夏季能带来凉爽的感觉，冬季则能保持温暖。睡眠期间，人体温度有 0.5 ～ 1.0℃的微妙变化，而丝绸能够细致地适应这一变化。

丝绸质地轻盈，能让人在睡眠中轻松翻身。蚕丝中的丝胶蛋白与人体肌肤的成分相似，因此蚕丝具有极佳的亲肤性，接触时能给人带来愉悦的触感。

这种愉悦的触感能够促进副交感神经兴奋，令人放松，安然进入梦乡。

我也被丝绸的魅力所折服，不论是丝绸毯子、睡衣、护腰、护腿，还是口罩，我都格外偏爱。无论到哪里出差，这些丝绸制品总是我行囊中的必备之物。

让我们在丝绸的温柔怀抱中酣然入梦吧。

1.3　护腰保暖，四季安睡

睡醒后仍然感到疲惫，早晨起床时精神萎靡，夜间频繁起夜……

这些情况可能都是因为体寒。

如果你觉得在腹部或大腿上放热水袋特别舒适，那么通常意味着你体内有寒气。耳朵僵硬也是体寒的信号。

女性应该尽量避免穿紧身的文胸或塑身裤等，以免对身体造成压迫。

这种束缚会使血液循环变差，导致手脚冰凉。而**手脚冰凉会阻碍深部体温下降，进而使人难以进入深度睡眠。**

为了使副交感神经兴奋来实现放松，保持腹部和手脚的温暖至关重要。

祛寒助眠用品

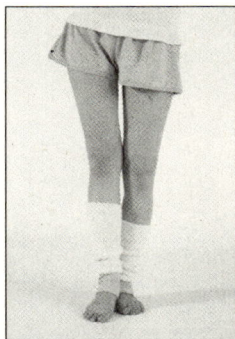

护腿和护臂

既可以折叠成双层使用，也可以展开使用，为冰冷的手脚提供温暖。

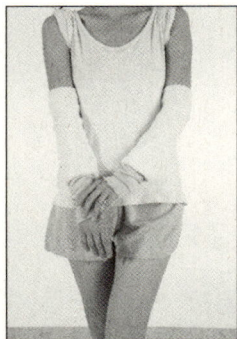

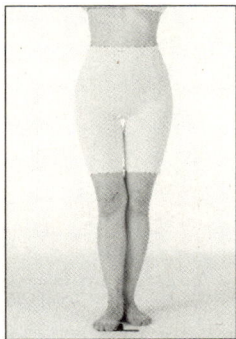

护腰短裤

即使翻身也不易移位的长护腰，可包裹腹部。

怕冷的人应该**围上护腰**，可以选择连体裤款式，这样即使活动也不会卷边，非常实用。

三分裤可以保暖至大腿部位。挑选短裤时，应选择面料柔软、弹性良好且不紧绷的款式。

你不妨亲自体验一番。

内裤换护腰，一觉到天亮

这就是它的功效！

唤醒	调整生物钟	放松身心	改善体质
改善睡眠	调节体温	整理环境	提振精神

你是否听说过最近备受关注的"兜裆内裤"？

这种内裤摒弃了传统的松紧带设计，不勒腹股沟，有助于缓解手脚冰凉、肌肉肿胀以及月经不调等问题，因此广受好评。它不仅赢得了女性的喜爱，男性也因其能够减少闷热感而对其青睐有加。

实际上，我在很久以前就是不喜欢被束缚的"不穿内裤一族"了。不过，为了避免腹部受凉，我会在睡衣下裹一条护腰。

我曾与两位女士一同参加过一档电视节目，她们也是不穿内裤一族，只穿护腰。当时我们围绕这个话题展开了热烈讨论。这种风格很受欢迎，几乎是一种时尚标配。

一项研究针对内衣或多层衣物对身体造成的压迫对睡眠的影响展开，研究结果显示，相较于仅穿睡衣和内裤入睡，同时穿睡衣、内裤、文胸和塑身裤入睡会延迟深部体温下降，增加身体活动度，进而导致睡眠质量降低。

由此可见，**无束缚对于获得良好的睡眠至关重要。**

对于习惯穿文胸睡觉的女性，可以选择专为夜间休息设计的宽松文胸。

现在，我习惯在睡衣下搭配三分护腰裤，并选择穿着舒适、无压迫感的款式。睡觉过程中尽量避免对身体造成任何束缚。只要注意到这一点，就能提高睡眠质量。

2 床上用品焕新，舒心入梦

2.1 低枕更适合你的颈椎

到目前为止，我已经为超过 1 万人提供过挑选合适枕头的建议。

以我的经验来看，**大多数人使用的枕头高度偏高**。

请记住，适合你的枕头高度比你想象得更低。

> 我根据人们不同的需求对 5 种枕头进行了分类评估：
>
> "早上起床时，感觉脖子和肩膀僵硬"…………… A 型
>
> "睡觉时会把枕头推到一边"……………………… B 型
>
> "仰卧时，脖子上会出现皱纹"………………………… C 型
>
> "总是侧着睡"………………………………………… D 型
>
> "睡觉时把手放在枕头上"……………………………… E 型

A → 枕头太高、太低或稳定性不足，或者不贴合颈部曲线。

B → 枕头不合适。用了枕头反而不舒适，因此索性不用。

C → 枕头太高。合适的枕头能让颈部保持自然伸展的状态。

D → 枕头太高，导致仰卧时感到不适。

E → 侧卧时枕头太低，或者仰卧时颈部位置太低。

　　枕头的主要功能是在睡眠中使人维持与站立时相同的自然颈椎曲线。实现这一功能的关键在于填补颈部到后脑勺位置与床垫之间的空隙。

　　由于每个人的体形和睡姿都不相同，适合的枕头高度也会有所不同。我在下一页提供了选择枕头时的考量要点，可作为更换枕头时的参考。

　　到店挑选枕头时，建议你穿着领口简洁、类似睡衣款式的服装。另外，在选择购买店铺时，优先选择那些能根据床垫硬度为你推荐合适枕头的店铺。

挑选枕头时的考量要点

1 仰卧时呼吸是否顺畅，颈部是否有皱纹

检查枕头的高度和形状是否合适。

不仅要关注枕头的整体高度，还要确保从颈部到后脑勺位置枕头的曲线适合自己的身形。选择没有局部压迫感、能够良好支撑头部的枕头。

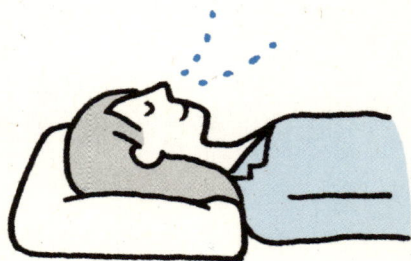

2 侧卧时肩膀是否有压迫感

首先仰卧在枕头中央，然后自然地翻身，在枕头的两端侧卧，确认舒适。

选择两端高的枕头。这样的枕头可以减少对肩部的压迫。

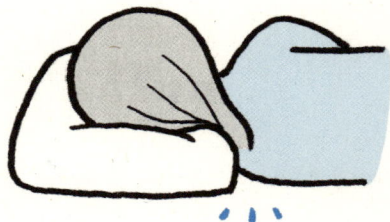

3 能否轻松翻身

人在睡眠过程中平均翻身次
数约为 20 次，为保证睡眠
质量，务必要保证翻身动作
流畅。

两端高的枕头在侧卧时能带
来更舒适的体验，但枕头高
度应适中，理想高度应为颈
部高度加上 2 ~ 3cm。

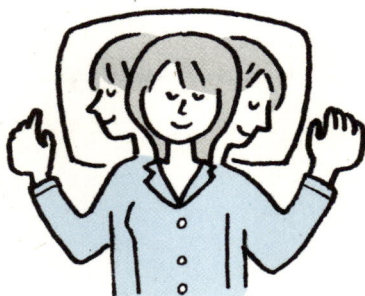

4 能否让人放松和带来舒
适感

当枕头的高度和形状适合自
己的身形，且材质符合自己
的触感偏好时，在躺下的瞬
间你会感到全身放松，非常
舒适。

好的枕头能与身体完美契
合，让人忘记它的存在。

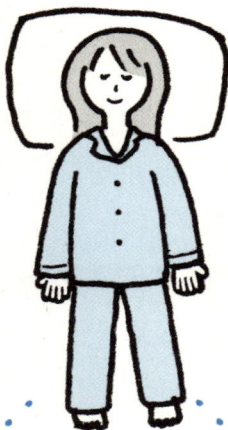

"颈部的皱纹非常明显，这让我困扰不已。"

我经常收到这样的咨询。**如果你的颈部出现了明显的皱纹，很有可能是长期使用过高的枕头所致**。然而，为了避免皱纹而不使用枕头同样是错误的做法。

能塑造优美颈部曲线的枕头须完美贴合身体轮廓。**我们应选择在平躺时能让颈部保持自然舒展、全身无须用力且能带来放松感的枕头**。理想的枕头应两端略高，侧卧时能使脊椎和颈部保持直线状态。

使用过高的枕头不仅会使颈部产生皱纹，还可能引发肩膀疼痛、打鼾、双下巴以及法令纹加深等问题。

使用过高的枕头会导致下巴内收，容易让人不自觉地紧咬后牙，使咬肌持续紧张，而这种姿势会加深法令纹。

若不使用枕头，则颈部容易形成横向皱纹，这是因为侧睡时脖子容易扭到一边。而且，由于头部位置低于心脏，面部容易水肿。另外，俯卧睡姿也容易导致颈部扭曲，从而产生皱纹。

使用合适的枕头，不仅能使颈部线条更加优美，还能促进呼吸顺畅，有助于缓解疲劳。同时，合适的枕头还能缓解颈肩僵硬等问题，带来诸多益处。

合适的枕头和不合适的枕头

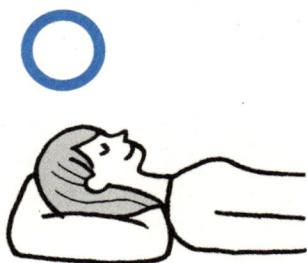

枕头合适

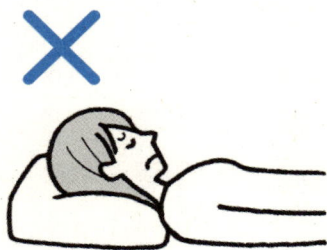

枕头不合适

超简单！浴巾秒变舒适枕

你可以用浴巾制作一个适合自己的简易枕头。

在此分享一种我在旅途中用浴巾制作枕头的方法。

根据浴巾的大小和厚度，通常准备三四条就足够了。

浴巾枕头的作用，就像在制作服装时进行的临时缝合一样。

你会惊讶地发现，一个真正适合自己的枕头，它的高度往往比预想的要低得多。

通过体验适合自己的枕头高度，在店里购买枕头时你就能做出更准确的选择。不妨试一试这个方法。

用浴巾制作枕头的方法

1 取 1 条浴巾，将其折叠成 4 层，将靠近颈部的一端叠至约 10cm 的厚度。

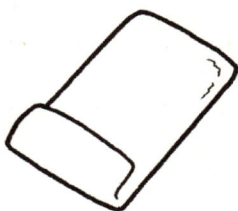

2 将折起的部分朝内，再次对折浴巾。

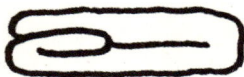

3 如果高度不够，在下方再加一层平铺的毛巾。

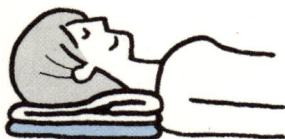

4 将另外两条浴巾卷成筒状，放在之前对折好的浴巾两端，确保中央部分略低于两端，在侧卧时使用。

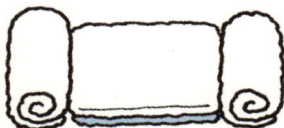

2.4　床垫选购要点揭秘

　　支撑身体的**床垫和枕头是床上用品中的关键部分**。鉴于床垫的外观差异通常不明显，我们有必要了解一些挑选床垫的基本知识。

　　具有"低回弹"特性的床垫能够缓慢下沉并逐渐回弹，有效分散体压，**适合睡眠中动作较少的人，或是睡眠时间仅为3～4小时的短睡眠人群**。因为在睡眠的前半段，人往往处于较深的睡眠状态，动作较少。

　　"高回弹"床垫有不同的硬度等级，**较硬的床垫更适合肌肉发达的人或运动员**。当你平躺时，若腰部出现空隙，或者脚后跟向外翻开，则通常意味着床垫过硬。过硬的床垫会使臀部上抬，进而导致骨盆张开，使腿部不自觉地向外旋转。

　　对习惯使用低枕头的人来说，床垫过硬会使肩部受到压迫。因此，建议选择柔软一些的床垫。我推荐使用触感柔软且具有适当弹性的"中回弹"床垫。

在选择床垫时，应平衡"压力分散性"和"便于翻身"的需求。一般来说，**体形较瘦的人适合较软的床垫，体形适中的人适合中等硬度的床垫，而体形较丰满的人则更适合较硬的床垫。**

但是，如果新床垫的硬度与之前使用的床垫有显著差异，会使人不太适应。因此，对于习惯睡较硬床垫的瘦削体形人士，以及习惯睡较软床垫的丰满体形人士，建议选择中等硬度的床垫。在店内体验床垫时，最好使用配套的枕头。

挑选床垫时的注意事项

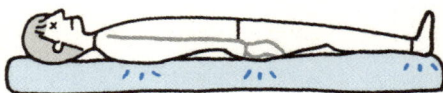

● **床垫过硬**

背部、臀部和脚跟会受到压迫，不利于消除疲劳。

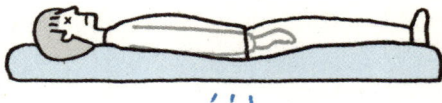

● **床垫过软**

臀部容易下陷，增加身体负担，且不容易翻身。

挑选羽绒被，由蓬松度来决定

让我们来了解一下如何选择被子。

在此之前，我想先解释一下羽绒被和羽毛被之间的区别。

床上用品中使用的水鸟毛分为两种：**一种是质地柔软、类似蒲公英绒毛的"羽绒"**（down）；**另一种是带有羽轴、质地较硬的"羽毛"**（feather）。羽绒含量超过 50% 的被子称为"羽绒被"，羽绒含量低于 50% 的被子称为"羽毛被"。

羽毛缺乏足够的蓬松性，并不适合用来做被子。

那些以"床垫＋被子＋枕头，整套仅需 1 万日元（约合人民币 500 元）"等超低价格为卖点的床上用品，很可能就是羽毛制品。实际上，价格低廉的枕头和被子往往质感较硬，有时甚至掺杂了鸡毛。

建议选择羽绒含量在 90% 以上的羽绒被。在筛选羽绒的过程中难免会混入一些羽毛，因此，不存在完全不含羽毛的100% 纯羽绒被。

更重要的一点是羽绒的蓬松度。蓬松度简单来说，就是指羽绒的膨胀程度。单个羽绒的体积越大，其蓬松度就越高。**我们应该选择具有优良膨胀性能的羽绒产品。**

蓬松度的数值越高，代表品质越优良。建议选择蓬松度在400 以上的羽绒被。购买时，**请认准日本羽毛制品协会颁发的带有水鸟图案的"金标"品质认证标志。**

羽绒和羽毛

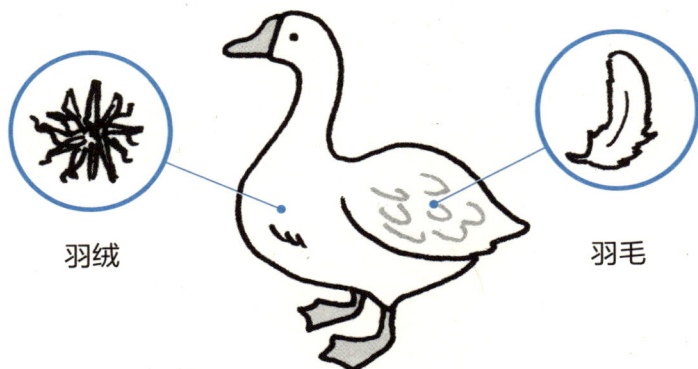

羽绒   羽毛

在日本，羽绒被共分 4 种等级，其中最高等级是黑色的"优质金标"，要求蓬松度达到 440 以上；米色的"皇家金标"则要求蓬松度在 400 以上。如果产品上没有这些标签，那么商场中售卖的带有知名厂家规格标识的羽绒被同样值得信赖。

由于羽绒被的内部填充物不可见，市场上确实存在着一些质量不过关的产品，购买时需要仔细检查。

羽绒质量越好，其外层面料通常也越薄、越光滑，使用体验更加舒适。随着年龄的增长，倘若感觉体力有所下降，不妨考虑挑选一款既轻便又蓬松的羽绒被。

由于羽绒被每晚都会被使用，因此一定要确保选购到一款让自己满意的被子。

购买羽绒被时的检查要点

■ 用手按压后松开，观察是否能慢慢恢复原状。

■ 检查是否有刺鼻的动物气味。

■ 查看缝线是否平整，是否有羽绒或羽毛从缝隙中漏出。

■ 轻轻拍打，观察是否有灰尘。

■ 确认羽绒填充量是否达到 1.0 ~ 1.2kg（单人被），是否足够蓬松。

护理建议

● 在上午 10 点到下午 3 点之间进行护理。

● 在通风良好且避免阳光直射的地方晾晒。

● 每面晾晒 1 小时。

● 每月护理 1 ~ 2 次。

● 避免拍打，轻柔地拂去表面的灰尘。

使用烘被机时应避免高温，以防加速羽绒被老化。

3 床上用品保养之道

3.1 床上用品经久耐用的秘诀

床上用品并非一辈子只用一套。

尤其是支撑全身的床垫，以及承受约 5kg 头部重量的枕头，它们的使用寿命通常比想象中要短。

床上用品的推荐更换周期：床垫 7 ~ 10 年，褥垫 3 ~ 5 年，枕头 1 ~ 5 年。

想要床上用品经久耐用，关键在于多晾晒。

洗碗用的海绵，刚使用时质地较硬，但吸水后会变软。床上用品也是如此，如果吸收了湿气，其填充物就会丧失弹性，容易塌陷。

较容易积聚湿气的床上用品就是直接与背部接触的褥垫和铺在床垫上的床褥，故每周应至少将其放在太阳下晾晒 1 次，或者使用烘被机，以祛除湿气。另外，起床后用电风扇吹大约 15 分钟，也能有效祛除湿气。

汗水和皮脂的积累会促使细菌在枕套上繁殖，因此建议每3天更换一次枕套。床单和被套，建议每1～2周更换一次。

要想床上用品经久耐用，建议定期进行清洗和维护。

只有在酒店那样全年恒温的空调环境中，才有可能全年使用同一款床褥。

在日本，家庭的室内温度在夏季往往较高，而冬季则较低，需要根据季节变化调整床褥。比如，夏季使用麻质床褥，冬季使用羊毛床褥，这样能够显著提高睡眠的舒适度。

这就是它的功效！

唤醒	调整生物钟	放松身心	改善体质
改善睡眠	调节体温	整理环境	提振精神

早晨起床时总感觉腰部乏力，这可能是床垫弹性减弱的信号。由于臀部重量最大，这一部位的床垫性能通常会最先退化。

首先，用手轻轻按压褥垫或床垫上与臀部接触的位置。

如果发现有下陷的地方，在其下方垫上毛巾，这样可以缓解腰部乏力的症状。

具体的操作步骤，请参阅下一页中的插图。

在铺放毛巾时，可以想象地图上的等高线，逐步填充那些像山谷一样凹陷的位置。

首先，在床垫最凹陷的地方铺上一层折叠好的擦手巾。其次，在擦手巾上叠加折叠成3层的洗脸毛巾。最后，铺上对折后的浴巾。

轻轻用手掌按压住浴巾，同时检查床垫的其他部分是否与这里保持平齐状态，**确保没有高低不平**。确认平整之后就可以铺上床单了。

通过以上几个简单的步骤，就能显著提升睡眠体验。在考虑更换床上用品之前，你不妨先尝试一下这个方法。

毛巾调整法

1 在最凹陷的位置铺上折叠成 4 层的擦手巾。

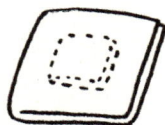

2 在擦手巾上叠加折叠成 3 层的洗脸毛巾。

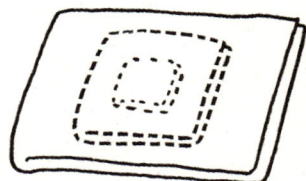

3 最后，铺上对折后的浴巾。

3.3 速换被套小窍门

　　如果你已经超过 2 周没有更换床单和被套，那就要重视起来了！要知道，**这相当于每晚都往皮肤上擦拭皮脂和灰尘。**

　　在睡眠过程中，人体会排出大约 1 杯水容量的汗水。尽管床单和被套看起来不太脏，但它们已经被汗水和皮脂污染了，实际上比表面看起来要脏得多。

　　如果不保持床单和被套的清洁，就容易滋生螨虫，这也可能是导致皮肤问题的原因之一。因此，建议**夏天每周更换一次床单和被套，冬天则每 2 周更换一次。**

　　话虽如此，可在更换被套的时候，要将被套翻面，还得在里面打结固定，实在是一项非常烦琐的工作。下一页总结了快速更换被套的小窍门，你不妨参考一下。

快速更换被套的小窍门

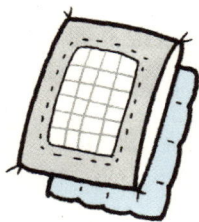

1 在展开的被褥上面平铺翻面后的被套。

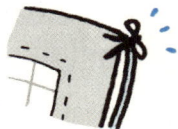

2 系紧被套上用于防止滑动的绳子。

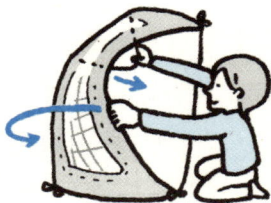

3 将手伸进被套内，抓住被褥的两个角，然后一次性将被套翻面。

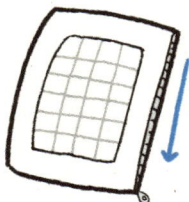

4 拉上拉链。

3.4 螨虫克星：干燥、吸尘、勤洗涤

家中的尘螨是引发过敏性皮炎和导致哮喘发作的诱因之一。虽然尘螨常被误认为只是细小的灰尘，但实际上，它们的尸体和排泄物才是主要的过敏原。

螨虫偏爱高温且潮湿的环境，因此，被子很容易成为它们大量滋生的温床。据估计，被子、床垫和枕头中可能藏有数万只螨虫。在温度为 20 ～ 30℃、湿度为 50% ～ 75% 的条件下，螨虫的繁殖最为活跃。从梅雨季节到夏季的这段时间里，螨虫的数量会急剧增加。

螨虫在温度超过 50℃、湿度低于 50% 的环境下无法生存。因此，**建议通过露天晾晒和烘干机烘干等方式，尽可能让家居用品保持干燥**。当室内湿度上升时，使用除湿机来维持卧室的干燥也同样重要。

完成干燥步骤后，记得使用吸尘器清除螨虫的尸体。由于头皮屑和污垢是螨虫的食物来源，所以需要特别注意枕头的清洁。

螨虫的卵孵化成成虫需要 1 ～ 2 周的时间。因此，建议每周清洗 1 次床单、被套和枕套。螨虫的排泄物易溶于水。

实际上，螨虫的尸体和排泄物比活体螨虫更容易引发过敏。活体螨虫体内含有水分，相对较重，不易被人直接吸入；而螨虫的尸体和排泄物在干燥后容易变成粉末状，更容易随灰尘被人吸入体内。

控制螨虫的基本原则是**经常晾晒被子、烘干后使用吸尘器进行清洁，并且每周至少清洗 1 次床单、被套和枕套**。

让我们在洁净的环境中享受舒适的睡眠吧。

4 营造舒睡卧室

4.1 宁静氛围的卧室主色调：米色与淡彩色系

你的卧室是什么色调的？如果是鲜艳的色调，或者是多种颜色混杂、缺乏和谐统一感的色调，那么这样的环境可能就是影响你舒适睡眠的因素之一。

有实验通过测量肌肉的对光紧张度（light tonus value）来探究人体对颜色和光线的反应。结果显示，较能让人感到放松的颜色包括米色和各类淡彩色，它们能给人以柔和的感觉。虽然鲜艳的蓝色和绿色同样具有放松效果，**但在卧室中，最好以更有助于放松的淡雅色彩为主。**

相对来说，那些能够激发大脑兴奋的鲜艳色彩，如红色、黄色和橙色，并不适合用于卧室。一旦这些颜色占据了较大的视觉空间，并且给人以强烈的视觉冲击，就很可能会提高人们失眠的概率。

在规划卧室的色彩搭配时，可依据**基础色、辅助色和点缀**

色这 3 个层次展开设计。

　　基础色适用于地板、墙面和天花板等，构成房间的主色调。辅助色是除建筑物以外占据大部分面积的颜色，适用于被套、窗帘等大件装饰，应与基础色协调，并选择有助于放松的色彩。增添变化的点缀色常用于靠垫、灯具、被套或窗帘的图案等细节处，用来增加个性化元素。保持点缀色不超过 3 种，有助于保持房间的和谐统一感。

令人放松的颜色和令人紧张的颜色

颜色	测量值（对光紧张度）	紧张程度
米色与淡彩色系	23	放松
蓝色	24	
绿色	28	
黄色	30	紧张、兴奋
橙色	35	
红色	42	

※ 摘自野村顺一《色彩心理学：从生理学到心理学，全面解析色彩的秘密》（日文版由文艺春秋出版，中文版由南海出版公司出版）。

4.2 ## 床位布局：床远离墙壁，床头远离门口

这就是它的功效！

唤醒	调整生物钟	放松身心	改善体质
改善睡眠	调节体温	整理环境	提振精神

被子经常无缘无故地滑落，这可能是因为床的摆放位置不对。

建议床与墙壁之间保持至少 10cm 的间隙。

如果床紧靠墙壁，另一侧的被子会下垂得很长，在重力的作用下很容易滑落。如果无法在床与墙壁之间留出空隙，可以在下半身位置的被子上方横铺一条毛巾毯，并把毛巾毯的一端塞到床垫下，轻轻固定，以防被子滑落。

让床铺远离墙壁的一个重要原因是**确保良好通风**。

如果床垫紧贴墙壁，人们常常会在搬家时发现床垫与墙壁接触的地方长满了霉菌。

特别是在容易结露的冬季和梅雨季节，这一点需要特别注意。

在睡眠过程中，人体会排出约 1 杯水容量的汗水。因此，**早上起床后不宜立即整理床铺，而应该先让被子和床垫散发一下湿气**，可以将被子折叠成 3 层，在床尾放置一会儿。

因为睡眠时人体处于放松且无防备的状态，所以床头的位置最好远离门口，或者让床头处于不易被看到的位置。如此一来，可以极大地增强安全感。

在规划床铺摆放位置时，还要注意避免空调风直接吹向床铺。

理想的卧室布局

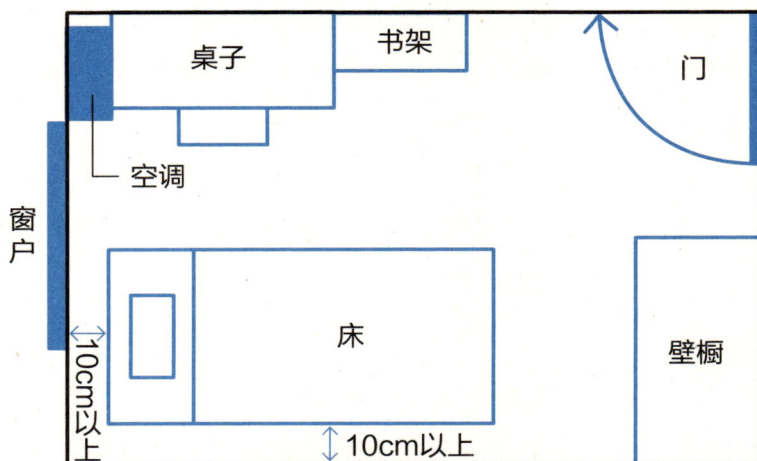

4.3 窗帘的选择：契合你的生活风格

这就是它的功效！

| 唤醒 | 调整生物钟 | 放松身心 | 改善体质 |
| 改善睡眠 | 调节体温 | 整理环境 | 提振精神 |

你是否有过这样的经历：住在完全遮光的酒店时，早晨很难醒来。

遮光窗帘根据透光程度不同，通常分为 3 个等级。

- 1 级　遮光率 99.99% ~ 100%（几乎无法辨认人脸）
- 2 级　遮光率 99.80% ~ 99.98%（能够识别人的表情）
- 3 级　遮光率 99.40% ~ 99.79%（能够看清表情，但对工作来说光线偏暗）

酒店通常采用完全遮光的 1 级遮光窗帘，但对白天需要做家务或者工作的人而言，不需要这么强的遮光效果。

对于因工作原因需要在白天休息，或者对光线较为敏感的人，可以选择 1 级遮光窗帘；如果室外路灯的光线会照进屋内，可以选择 2 级遮光窗帘；如果关掉室内照明也不会受到路灯光线的干扰，那么 3 级遮光窗帘会是更合适的选择。对于早起困难的人，建议使用不具有遮光性能的普通窗帘，以便让早晨的阳光充分照进室内。

即使我们闭着眼睛，大脑也能通过视网膜感知光线。因此，**房间逐渐变亮可以让我们自然地醒来**。

然而，如果一大早阳光就直射进卧室，光线的刺激可能会让我们提前醒来。特别是在夏季，日出较早，需要巧妙地利用遮光窗帘适度遮挡光线。

遮光窗帘最初是为需要在白天睡觉的人而设计的。建议根据自己的生活习惯和居住环境挑选合适的窗帘。另外，在住酒店时，也可以尝试将窗帘拉开一条缝。

4.4 熄灯好入眠

日本奈良县立医科大学的一项研究表明，开小夜灯睡觉人群的肥胖率大约是不开灯睡觉人群的 2 倍。

在小夜灯照度约为 9 勒克斯的环境下睡觉的人，相比照度在 3 勒克斯以下、几乎完全黑暗的环境中睡觉的人，前者肥胖的比例为后者的 1.9 倍，中性脂肪（甘油三酯）数值偏高的"血脂异常症"的发病率是后者的 1.7 倍。

在较暗的环境中更容易分泌促进睡眠的褪黑素，光线刺激可能会导致睡眠变浅，进而增加食欲刺激素的分泌。因此，建议在睡觉时关掉小夜灯。

尽管如此，对那些已经习惯了开灯睡觉的人来说，环境突然间变得一片漆黑，他们可能会感到不安，进而难以入睡。所以，建议先改用脚灯等柔和的光源。

关键是要确保光线不会直接照进眼睛。

此外，起夜上卫生间时，如果突然打开明亮的灯光，你可能会因为光线过强导致难以再次入睡。这时，可以考虑更换为感应式脚灯。这种灯在检测到人体活动时会自动点亮，且光线柔和。

如果你对空调、风扇、加湿器等电器的指示灯感到不适，可以用胶带遮挡这些光源，尽量减少干扰睡眠的因素。

4.5 卧室整理：一尘不染，心旷神怡

"房间整洁有序，往往能给我们带来更香甜的睡眠。"这是一位收纳顾问的建议。

房间的整洁程度反映了一个人的内心世界。

我们不妨在睡前抽出 1 分钟的时间，简单整理一下床铺周围的环境。

早晨起床后，我们可以将被褥和枕头摆放得整整齐齐，同时打开窗户，让新鲜的空气进入室内。

这些简单的日常习惯，能帮助我们每晚安然地进入梦乡。

抑郁症患者的居住环境往往较为杂乱。

当一个人的内心感到沉重时，会缺乏整理房间的动力。

反过来，一个杂乱无章的房间可能会让人懒得动弹，对任何事情都感到厌烦，心理上的疲惫感也会随之增加。

即便能够在这样的环境中入睡，也称不上是"舒适的睡眠"。

在布满灰尘和湿气很重的卧室中，我们很难体验到真正的放松和舒适。

因没能收拾好房间而带着低落的情绪上床睡觉，实际上是一种逃避现实的心态。

我们可以试着把整理卧室作为整理整间屋子的突破口。

首先，对床头周围进行整理，清理掉不必要的物品，保持环境的整洁和清爽。

一旦某个区域变得整洁，这种变化往往会激发我们继续清理其他地方的欲望，就像启动了连锁反应一样。

让我们行动起来，努力保持卧室的清洁，为自己营造一个更优质的睡眠环境吧。

与爱人共享舒适睡眠的方法

"我最近经常失眠。"

我经常会接到这样的咨询，深入了解后发现，许多人在步入婚姻生活后开始经历失眠的困扰。这种情况比我们想象中要普遍得多。

如果卧室空间足够大，可以考虑将两张单人床并排放置，各自使用独立的被子。这样伴侣之间的动作就不会影响到对方。

如果卧室中只放置 1 张床，建议选择宽度超过 1.4 米的双人床。

对两个人来说，1.2 米的小尺寸双人床过于狭窄了。在挑选床垫时，建议选择振动传导性较低的独立袋装弹簧床垫或凝胶床垫。

与伴侣同床共枕可以带来安心感和幸福感，这有助于促进良好睡眠。然而，**有时伴侣在睡眠中翻身或打鼾可能会打扰到你，导致你的睡眠变浅。**

每个人的体温有所差异，仅从睡眠的角度看，分开睡可能是更合适的选择，但更重要的是找到一种双方都感到舒适的折中方法。

八乐梦床业（Paramount Bed）的一项调查研究显示，随着年龄的增长，夫妻选择分床睡或者分房睡的比例逐渐增多，在50岁以上的人群中，超过30%的人选择了分房睡。

很多老年人在进行家居改造时，会选择这样一种流行的设计方式，就是在卧室中央设置衣柜，或者在两张床之间安装书架。这样的半隔断式布局既能让人感受到伴侣的陪伴，又在空间上实现了一定程度的分隔。

建议大家根据个人的生活方式，营造一个既适合自己也适合伴侣的睡眠环境。

4.7　别跟宠物一起睡

跟心爱的宠物一起睡觉能给人带来满满的治愈感。

然而，倘若一味地迁就宠物而限制了自己的动作，极有可能会导致自己的睡眠质量变差。

我自己也养猫，非常理解想要和宠物一起睡的心情。但是，我们需要适度控制这种欲望，同时为宠物创造一个能够舒适安睡的环境。

天气变冷时，我家的猫咪总喜欢蜷缩在我的被子上。

这确实让我感到很温馨，但为了不影响我的睡眠质量，我特意为它准备了松软暖和的专属床铺，还铺上了保暖垫。

每当我不顾及猫咪的感受，自顾自地翻身时，它似乎意识到了保暖垫更舒适，会自觉地去那里睡觉。

研究显示，每周至少 4 天与宠物同睡的人群中，有 63% 的人睡眠质量不佳。

这是因为宠物的叫声、索食行为会打断主人的睡眠，而且在与宠物同睡时，人的翻身动作往往会受到限制。

翻身有助于放松肌肉、缓解疲劳、改善血液循环和淋巴循环，还能够调节体温。

如果你实在想和宠物一起睡，那就不要有任何顾虑，让自己自由自在地翻身。

只有保持健康，你才能尽情享受和宠物在一起的舒心时光。

5 夏日安眠秘诀

5.1 背部透气纸板，驱散夜的闷热

炎热的夏季，最让人感到不适的当数来自背部的闷热感。

背部闷热会使人在睡眠过程中醒来。

不过，你可以巧妙地利用家中的纸箱来解决这个问题。

制作方法非常简单，只需要将一个坚固的纸箱裁剪成合适的大小。建议将其裁剪成 B4 纸的尺寸（约 25cm×35cm），然后放置在床单下面，确保能覆盖到背部区域。

床单最好选择麻布或棉布的平纹织物。由于纸箱的质地较硬，当人平躺时，背部不会紧贴床褥，这样能够保持背部的透气性。

如果使用海草垫，效果会更好。

这种垫子通常用于门厅或浴室，由海草编织而成，比纸箱耐用，透气性也非常好。

如果使用夏季专用的垫子和床垫，那么你的睡眠舒适度还能得到进一步提升。具有良好透气性的立体结构垫子，或是用麻、蔺草、竹子等天然材料制成的席子，都能给人带来凉爽的睡眠体验。

　　大家应该避免使用内部填充了涤纶棉的床垫。即便床垫的表面采用了触感凉爽的麻质材料，使用一段时间后，背部仍然会感到闷热，这是因为涤纶棉有蓄热的特性。

　　若能有效解决背部汗湿的问题，即使你把空调温度设置得高一些，夜间也不会醒来。

　　此外，夏天的薄被建议选择轻薄且柔软的薄纱款。纱布被子的透气性良好，不会积聚热量。而且，它还有一个特点，那就是清洗后能够快速干燥。

　　通过这些简单的小技巧，我们可以在炎炎夏日获得更舒适的睡眠体验。

手工抱枕，给背部一丝清凉

若想提高背部透气性，还有一个好办法，那就是侧睡。

使用抱枕可以分散身体的重量，尤其是在侧卧时，能让身体得到放松。

侧卧时，身体下侧往往会承受更多的压力，**使用抱枕来分散压力**能够让身体更加放松。同时，抱枕还能减轻手臂的负担。

你可以利用家中闲置的被子，自己动手制作一个抱枕。

把被子卷成圆筒状，接着用绳子在三四个位置绑紧，防止它散开。这样，一个简易抱枕就制作好了。长度超过 100cm、厚约 10cm 的抱枕会让人感觉更加舒适。这样的设计不仅有助于后背充分舒展，而且腋下和膝盖之间也会留出空隙，让人能凉爽舒适地入睡。

体积较大的抱枕往往给人一种抱起来更舒适的感觉，但实际上并非如此。当你用腿夹住一个过大的抱枕时，髋关节会过度张开，这样反而会引起不适。

不过，到了冬季，需要考虑的因素就有所不同了。如果抱枕的尺寸过大，可能会从被窝里露出来，导致冷空气从缝隙钻进被窝，让人感觉寒冷。因此，建议使用长度在 80cm 左右的抱枕。

我设计了一款抱枕，它具有"长度可调节、能用作靠垫、松松软软"的特点。这款抱枕便融合了以上所说的几个要点，而且可以通过调节内部填充物的量来改变抱枕的长度。在选择抱枕时，建议根据个人体形和实际用途来做决定。

制作抱枕的步骤：

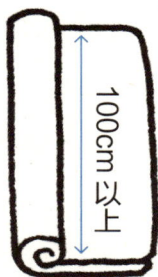

1 将一条宽度约为 100cm 的薄被卷成圆筒状。

100cm 以上

2 在几处关键位置，用绳子将其绑紧，以防散开。

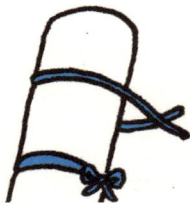

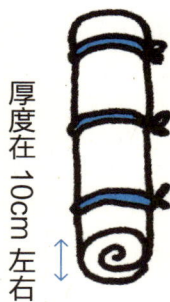

厚度在 10cm 左右

3 简易抱枕就制作完成了。

5.3 空调调温：与体温保持和谐

这就是它的功效！

唤醒　　调整生物钟　放松身心　改善体质

改善睡眠　调节体温　整理环境　提振精神

想要在夏日享受舒适的睡眠，不妨**选用一些透气性良好的床上用品，并合理使用空调调节室内温度**。

要想一觉睡到天亮，掌握体温变化的节奏是关键。

在入睡初期，人体会通过排汗的方式来降低体温，因此建议将入睡前的室内温度设置得稍低一些，以提高舒适度。为了能在入睡时拥有更舒适的环境，建议你**在上床前大约 1 小时将卧室的空调温度调至 25℃，以使房间充分降温**。

准备睡觉时，可以将空调温度调至会使人微微出汗但又不至于将人热醒的水平，这个温度在 26 ～ 29℃。

室温会在 1 小时内逐渐升高，因此可以营造出符合人体体温节奏的温度变化。

使用定时功能时，可以根据室外的温度变化，将空调设定在 1 ～ 3 小时后自动关闭。

在热带地区，由于气温较高，人们常常会整夜开着空调。**其实，可以把空调温度适当调高一些，**这样能避免夜间醒来，让人睡得更香。

我使用的是立体结构床褥，它的透气性很好，即使在炎热的夏季，空调温度设定在29℃，我也能睡得很舒适。

平时，我会通过一个名为"热中症预报 [①]"的应用程序来查看我所在地区凌晨的最低气温。当气温超过27℃时，我会整夜开空调。此外，味之素公司的"安眠预报"网站也非常实用，它能直观地显示环境的冷暖情况。

在使用电风扇时，应避免让其直接对着身体吹风。可以**将电风扇调至摇头模式，并使其朝向上方，**这样能够促进室内空气柔和地循环流动。

建议根据室外气温、个人体质、房屋的情况及床上用品的特性，灵活调整室内温度。

---

① 译者注："热中症"在日语中是中暑的意思，这里指的是日本环境省运营的提供预防中暑信息的网站。

6 冬季睡眠小贴士

这就是它的功效！

唤醒	调整生物钟	放松身心	改善体质
改善睡眠	调节体温	整理环境	提振精神

6.1 被子别盖过头，背部隔热更重要

当冬日的严寒让你难以入睡时，里三层外三层地盖被子和叠穿衣服睡觉并不是理想的保暖方法。

冬季保暖的关键在于有效隔绝来自地面的寒气。

静止的空气具有良好的隔热性能。基于这一特性，我们可以在垫被或床垫下铺设纸板等。另外，铺一层铝箔也能起到很好的保暖效果。

当你掀起被子时，如果感觉榻榻米是温暖的，说明热量流失了。

对肌肉量较少的女性群体和老年人而言，保持身体热量尤为重要。因此，做好隔热措施十分重要。

我曾经遇到过一个极端的例子。一位 50 多岁的女性因为怕冷难以入睡，盖了 8 层被子。但事实上，过多的被子会对身体

造成压迫，影响血液循环。像她这样的情况，即使盖再多的被子，保暖效果依旧不佳。

在寒冷天气外出时，有些人会在背部贴上"暖宝宝"。这是因为背部有许多褐色脂肪细胞，这种细胞在燃烧脂肪的同时也有助于调节体温。

温暖背部能够促进血液循环，让全身都感到暖洋洋的。因此，**建议使用毛毯或具有良好保暖性能的垫子来为背部保暖。**

羊毛、驼毛等动物毛不仅保暖性能卓越，还兼具较好的吸湿性和排湿性。使用这样的垫子，你在被窝里也不会感到潮湿和闷热。

温热电位理疗垫虽然价格相对较高，但它带来的舒适感仿佛让人沐浴在温泉之中，特别推荐怕冷或压力较大的人使用。

6.2 热水袋：被窝里的小太阳

这就是它的功效！

唤醒　调整生物钟　放松身心　改善体质

改善睡眠　调节体温　整理环境　提振精神

如果被窝里温度过低，手脚的末梢血管会收缩，导致身体的深部体温难以下降。在**冬季，先让被窝暖和起来，**仅仅这一条，就能让你更容易入睡。

以下是一些用日常物品为被窝保暖的小技巧。

准备两个带有橙色盖子的耐热塑料瓶。先在每个瓶子里灌入约 1/3 的自来水，然后用沸水将瓶子装满（注意，在操作时应小心，避免烫伤）。

在**睡前约 30 分钟，将这两个瓶子放入被窝中，分别放置在背部和腰部下方的位置**。在睡觉时，将瓶子移动到脚的位置。

当然，市面上常见的热水袋、电热毯和温热垫都是很好的取暖选择。我个人特别推荐烘被机。它不仅能让被褥变得温暖，还能有效地祛除湿气，功能非常全面。

人在一整晚的睡眠过程中，出汗量大致等同于 1 杯水的量。

而在低温环境下，较高的湿度不仅会更让人感到寒冷，还会让被窝难以暖和起来。

　　只要你用过一次烘被机，就能体会到它带来的舒适效果。不过，铺垫子的过程比较耗时，有些麻烦。"智能被褥烘干机（Smart Dry）"则解决了这一问题。该产品不需要使用垫子和软管，因其出众的便携性而广受消费者欢迎。现在市面上也紧跟潮流推出了多款无须使用垫子的烘被机，你不妨试一试。

制作塑料热水瓶的步骤

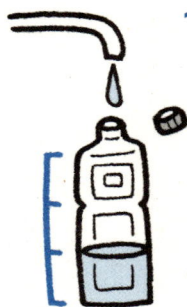

1 向塑料瓶中注入约 1/3 的自来水。

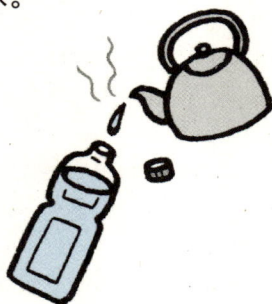

2 用沸水填满剩余空间，然后将塑料瓶放置在垫被上背部和腰部的位置。

6.3　**冬日暖阳，驱散冬季抑郁**

随着冬季的到来，起床变得愈发困难，人也容易感到情绪低落和疲惫。

这可能就是所谓的"冬季抑郁症"，也称"季节性情感障碍"。

冬季应该多晒太阳，同时巧妙地调整室内照明。可以尝试使用明亮且偏冷色调的灯具，并将其放在脸部附近。

如今，人们可以在网上商城轻松购买到用于光疗的专业照明设备。这类设备款式多样，除了常见的落地式，还有耳机式。耳机式光疗设备能够通过耳朵向人体射入光线。

冬季抑郁症的发病原因与冬季日照时间少有关。阳光照射不足可能导致稳定情绪所需的神经递质——血清素（5-羟色胺）的生成减少。

冬季抑郁症与典型抑郁症在食欲和睡眠模式上存在差异。典型抑郁症患者往往会出现食欲减退、体重下降以及入睡困难；而冬季抑郁症则恰恰相反，患者可能会表现为食欲增加、体重上升，并有嗜睡的倾向。

如果你发现自己突然渴望摄入大量碳水化合物或甜食，或者整天都想睡觉，并且感到缺乏活力……这时，你就要引起注意了。

在这种情况下，你应该尽量多接触阳光。

不过，夜间应避免暴露在强光下。夜间应该采用暖色调的柔和灯光照明，以帮助身体维持正常的昼夜节律。

从早晨到中午，宜采用冷色调且亮度较高的光源；从傍晚到夜晚，则应切换为暖色调且亮度较柔和的光源；在睡前大约1小时，进一步调暗室内光线。这样做有助于改善白天活动效率和夜间睡眠质量。

如果冬季抑郁症的症状严重到影响了日常生活，建议及时寻求睡眠专科医生的帮助。

第 **4** 章

日常习惯好，夜夜
睡眠香

　　有时，一些不经意的习惯会影响你的睡眠
质量。

　　在本章中，我将介绍一些有助于改善睡眠
的基本生活习惯，包括合理饮食、沐浴和运动，
以及调整睡眠节奏的方法。

1 探索你的黄金睡眠节奏

1.1 秒睡未必睡得香

这就是它的功效！

唤醒	调整生物钟	放松身心	改善体质
改善睡眠	调节体温	整理环境	提振精神

那些声称自己"闭上眼睛就能睡着"或"何时何地都能很快睡着"的人，应该引起注意，这可能是睡眠不足的迹象。

通常，健康成年人需要 10 ~ 20 分钟才能入睡。

如果能够在 1 分钟内迅速入睡，这往往是睡眠不足的信号。同样，如果在白天持续感到困倦和极度疲劳，通常也是睡眠不足所导致的。

这种现象被称为"睡眠不足综合征"，受这种症状困扰的人群大约占总人口的 10%。

睡眠不足综合征的特点是，**患者往往不能意识到自己的疲劳是由睡眠不足引起的**。他们可能会错误地认为是"因为工作繁忙而感到疲倦"，并把完成工作放在首位，这将进一步压缩睡眠时间。

如果你发现自己在休息日的睡眠时间比工作日多 2 小时以上，那么很可能是患有睡眠不足综合征。

长期睡眠不足可能会加剧焦虑感，并导致自我评价降低。这会导致工作效率下降，进而陷入恶性循环：时间变得更加紧张，无法保证必要的睡眠时间。

近期工作中错误增多，身体变差，总与周围人发生冲突……

如果你发现自己有这样的情况，建议暂时放下其他事情，优先确保充足的休息。

睡眠日志——掌握你的睡眠节奏

　　如果你想睡得更香、醒来时感觉更加清爽，记录睡眠日志是一个不错的方法。它可以帮助你更清晰地了解自己的睡眠状况。

　　睡眠日志通常需要记录在被窝里睡着的时间、半梦半醒的时间、白天感到困倦的时间以及午睡情况。

　　此外，还可以记录一天中的各种活动，比如工作、家务、饮食和沐浴等。通过分析这些活动与当天精神状态和睡眠满意度之间的关系，你可以**找到适合自己的优质睡眠方法和最佳睡眠时间**。

　　有一位女士，过去每晚只睡 5 个小时。通过记录睡眠日志，她发现自己的最佳睡眠时长其实是 6 个小时。自从调整了睡眠时间，她明显感觉到白天的情绪和工作效率都有了显著提升。

她对这一改变感到非常惊讶，没想到仅仅多睡了 1 个小时，就能带来如此巨大的改善。

开始时，可以尝试保持固定的起床时间，并记录 1 周的睡眠情况。

对于要倒班、睡眠时间不固定的人，可以以 1 周～ 1 个月为周期，建立规律的睡眠模式。

只需在早晨记录前一天的睡眠质量和醒来时的感受，并在晚上睡前记录一天的活动，就能了解自己的睡眠情况，从而有效改善睡眠质量。

请参考下一页内容，了解更多掌握睡眠节奏的方法。

睡眠日志的记录方法

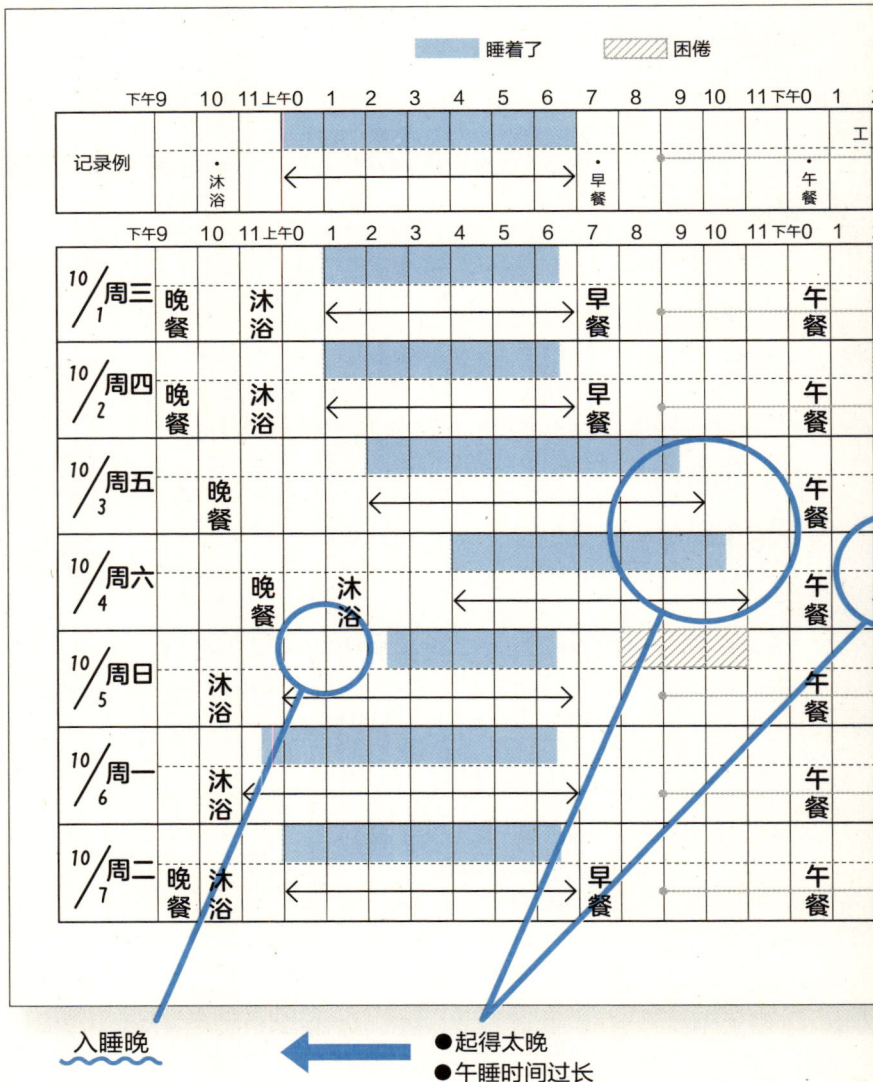

睡着了   **困倦**

		下午9	10	11	上午0	1	2	3	4	5	6	7	8	9	10	11	下午0	1	2
记录例			·沐浴			←						→	·早餐		●			·午餐	工

日期		下午9	10	11	上午0	1	2	3	4	5	6	7	8	9	10	11	下午0	1
10/1	周三	晚餐	沐浴			←					→	早餐		●			午餐	
10/2	周四	晚餐	沐浴			←					→	早餐		●			午餐	
10/3	周五		晚餐				←				→						午餐	
10/4	周六			晚餐	沐浴			←		→							午餐	
10/5	周日	沐浴						←			→						午餐	
10/6	周一	沐浴						←			→						午餐	
10/7	周二	晚餐	沐浴			←					→	早餐		●			午餐	

入睡晚 ←

● 起得太晚
● 午睡时间过长

睡眠不足导致白天困乏

←→卧床时间

姓名 _____

A
- 睡眠时长
- 感到困倦的时间点
- 躺在床上的时间
- 日常活动，包括饮食、工作、家务、运动和沐浴等

B
- 醒来时的睡眠满意度
- 白天的困倦感、疲劳程度、注意力等状态

记录这些信息后，分析 A 和 B 之间的关联性，找到最适合自己的睡眠周期吧！

3 4 5 6 7 8 9	差1 ——→ 5好
晚餐	睡眠时间　6.5　小时 睡眠满意度（1-2-③-4-5） 白天的状态（1-2-3-④-5）
工作	睡眠时间　5.5　小时 睡眠满意度（1-②-3-4-5） 白天的状态（1-②-3-4-5）
工作	睡眠时间　5.5　小时 睡眠满意度（1-②-3-4-5） 白天的状态（1-②-3-4-5）
晚餐	睡眠时间　7.5　小时 睡眠满意度（1-2-3-④-5） 白天的状态（1-2-③-4-5）
晚餐	睡眠时间　7.5　小时 睡眠满意度（1-2-3-④-5） 白天的状态（1-2-③-4-5）
工作　晚餐	睡眠时间　4　小时 睡眠满意度（①-2-3-4-5） 白天的状态（①-2-3-4-5）
	睡眠时间　7　小时 睡眠满意度（1-2-③-4-5） 白天的状态（1-2-③-4-5）
	睡眠时间　6.5　小时 睡眠满意度（1-2-③-4-5） 白天的状态（1-2-3-④-5）

1.3　周末睡懒觉，悠着点

长期睡眠不足会导致疲劳不断累积，就像债务一样逐渐增加。

即使每天能保证 6 小时的睡眠，但如果连续超过 10 天，大脑也会变得像通宵熬夜后一样昏昏沉沉。

无论是金钱还是睡眠，欠下的"债务"终有需要偿还的一天。

如果周末休息，建议在周六补充睡眠。但要注意，起床时间不应比工作日的起床时间晚超过 2 小时。

如果你在工作日早上 6 点起床，周六则尽量在 8 点之前起床。起床后，可以晒晒太阳，享用一顿早餐，以帮助调整生物钟。如果你仍然感到困倦，可以在早餐后小睡片刻。上午小睡有助于补充前一晚的睡眠不足。

许多人希望通过周末"补觉"来消除工作日的睡眠不足问题，但这种"补觉"实际上并不是在储存额外的睡眠，而是在偿还之前欠下的"睡眠债"。

在此，我们姑且把长时间睡眠称为"补觉"。为了偿还欠下的"睡眠债"，"补觉"应当平衡、适度，避免扰乱生物钟。

为了让身体适应周一的节奏，建议在周日早晨按照工作日的时间安排准时起床。如果周日需要补充睡眠，可以将时长控制在 1 小时以内。

如果周日早晨也睡到很晚，就会导致晚上无法在平时的就寝时间入睡，进而让你在周一陷入情绪低落的状态。

最理想的做法是，无论工作日还是周末，都保持固定的起床时间。

如果周末"补觉"仍然无法完全弥补睡眠不足，那么建议你在工作日增加半小时的睡眠时间。

1.4　夜不能寐，不必强睡

尽管尝试了各种放松技巧，但是仍然难以入睡。

这时，**越是焦虑地强迫自己入睡，就越容易感到紧张，反而更难睡着。**

我们的能量往往会流向我们所关注的事物。如果你一直纠结于"睡不着"这个问题，实际上就是在为这种状态源源不断地注入能量。

就像不断往火堆里添加木柴，这会让"睡不着"的火焰越烧越旺。

这与谈恋爱也有相似之处。当两个人的情感投入达到平衡时，就能够建立起和谐的关系。但如果一方的情感投入过于强烈，另一方就可能会因为压力过大而选择逃避。

当你过分执着于"想要睡觉"的念头时，睡眠往往会变得遥不可及。我们可以尝试缓解这种过度的焦虑和紧张。

如果你上床后超过 30 分钟仍然无法入睡，不妨起身，平静地度过一段时间，直到睡意自然来临，再回到床上。

你也不妨这样想："如果晚上没睡够，那就中午补个觉好了。"或者，想一想："如果今晚没睡好，明天再补回来就行了。"

保持这种随遇而安的心态能够帮助你**进入深度放松的状态**。这样，睡眠便会自己"找上门来"。

当你难以入睡时，不要强迫自己去睡；一旦感到困倦，就立刻去休息。

请记住这个简单的原则。

2 运动助眠

2.1 悠哉慢跑，体温微升助安眠

这就是它的功效！

唤醒	调整生物钟	放松身心	改善体质

改善睡眠	调节体温	整理环境	提振精神

运动是提高体温、积累适量疲劳以促进睡眠的有效方法。

在这里，我推荐一种**适合体力有限的人轻松尝试的有氧运动**——慢跑。慢跑的速度慢于快走，因此，它不会使人过度劳累或产生不适感。

慢跑的正确方式可以参考下一页中的插图。

一项针对老年人的调查显示，每天坚持步行或其他运动 30 分钟以上，并且保持每周 5 天以上运动频率的人，通常很少出现睡眠问题。

慢跑作为一种简单易行的运动方式，无须特别的热身准备。而且，它消耗的能量约为普通步行的 2 倍，不仅有助于减肥，还可以改善生活习惯疾病。

研究表明，持续进行慢跑类运动可以激活掌管认知的大脑前额叶区域。

建议在傍晚到睡前 2 小时这个时间段进行慢跑来提高体温，帮助自己睡得更安稳。

慢跑的方法

● 肩膀保持放松，手臂
自然轻松地摆动。

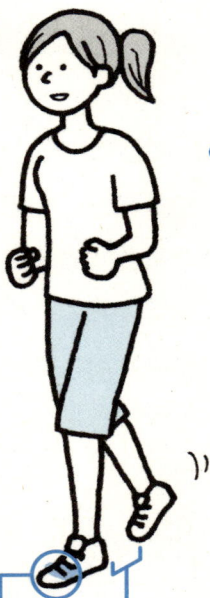

● 保持比快走稍慢
的速度，速度为
3 ~ 5km/h。

● 步幅在 10cm 左右，大约
以脚宽的一半为基准。

● 脚趾根部、靠近足弓
（脚心）的部位着地。

"金鸡独立"，1 分钟提升运动量

即便我们深知运动的重要性，却常常因为时间不足而难以坚持。

针对这种情况，你可以尝试"碎片化运动"。

例如，在等车或等红绿灯时，练习单脚站立。单脚站立时，身体的负荷约为双脚站立时的 2.75 倍。左右脚各单独站立 1 分钟，重复进行 3 次，就能达到相当于步行 53 分钟的运动量。

通过这种方式，即使你不进行专门的运动，也能增加日常的运动量。

针对女性常见的"体寒"问题，改善的关键在于提高体温、增加肌肉量以及放松因寒冷而导致的肌肉紧张。

采用大步幅快走的方式可以有效增加运动量，同时放松髋关节，促进血液循环。

这种运动方式不仅有助于塑造紧致的身体线条，预防水肿，还能节省步行时间。快走时，应有意识地保持背部挺直，利用胸部的力量来带动步伐。

如果早上起床困难，或者感觉身体不适，可以在日常生活中进行这样的锻炼来增强肌肉力量，从而改善症状。例如，选择走楼梯代替乘坐自动扶梯，或者在回家时特意选择较远的路线。关键在于找到一些容易长期坚持的方法。

碎片化运动

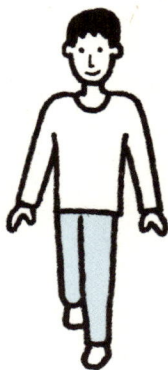

单脚站立

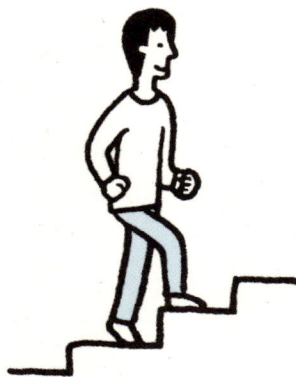

爬楼梯

3 饮食助眠

3.1 健康饮食，圆你好梦

这就是它的功效！

唤醒　调整生物钟　放松身心　改善体质

改善睡眠　调节体温　整理环境　提振精神

仅靠摄入一些声称能改善睡眠质量的特定营养素，并不能确保良好的睡眠质量。

饮食的根本目的是促进整体健康，而良好的健康状况往往会带来良好的睡眠质量。

对日本人而言，传统日式饮食是最合适的选择。如果他们将西式快餐替换为日式家常料理，就能感受到身体状况有了显著改善。例如，将"面包"替换为"米饭"，将"意大利面"替换为"乌冬面"，将"三明治"替换为"饭团"等。

经历了一场疾病后，我调整了饮食习惯。这让我在 1 个月内减轻了 3kg 体重，并感觉不再容易疲倦。同时，我的思维变得更加清晰，早上起床时也感觉更加轻松。

这种饮食方式我已经坚持了约 15 年。如今，我的日常饮食中约 2/3 是日式料理，其余部分则根据个人喜好自由搭配。

日式饮食具有低脂肪、高纤维且富含维生素和矿物质的特点，它被公认为全球健康的饮食方式之一。近年来，"健康七宝"的饮食理念受到广泛关注。"健康七宝"包括豆类、芝麻（种子类）、裙带菜（海藻类）、蔬菜、鱼类、香菇（食用菌类）和薯类。这些食材充分展现了日式饮食的精髓，建议将其纳入日常膳食中。

让我们怀着对 1 个月后身体变化的期待，从今天开启以日式饮食为主的健康生活方式吧。

食物替换示例

西式	日式	西式	日式
面包	米饭	泡菜	日式腌菜
汤面	荞麦面	油炸食品	天妇罗
意大利面	乌冬面	奶酪	纳豆
三明治	饭团	酱汁	酱油
比萨	大阪烧	蛋糕	带馅的日式点心
西式汤	味噌汤	曲奇	日式煎饼

※ 摘自幕内秀夫《提倡粗食》（日本东洋经济新报社）。

早餐前饿一饿，延长空腹时间

英语中的"早餐"（breakfast）一词，由"打破"（break）和"禁食"（fast）两个词组合而成。

正如其字面意义，早餐应该在经过一夜的空腹之后享用。

晚餐安排在晚上 7 点，早餐安排在早上 7 点，这样能够确保 12 个小时的空腹期，真正体现了早餐"打破禁食"的含义。研究表明，空腹时间越长越有助于调整和重置生物钟。

在空腹时进食会促进降低血糖的激素——胰岛素分泌。 胰岛素能够启动生物钟的调节机制。血糖升高会刺激胰岛素分泌，因此早餐应当摄入适量的碳水化合物。

深夜进食会缩短晚餐与早餐之间的间隔时间，从而降低身体重置生物钟的能力。如果因为工作繁忙，中午 12 点吃完午餐后，直到晚上 11 点回家才再次进食，那么中间就有 11 个小时的时间间隔。

吃夜宵相当于在夜间吃早餐，会扰乱体内的生物钟，导致身体出现类似时差反应的症状。

为了维持生物钟的正常运作，建议在晚上 7 点左右吃晚餐，哪怕只是简单地吃一个饭团也可以。

延长早餐前的空腹时间

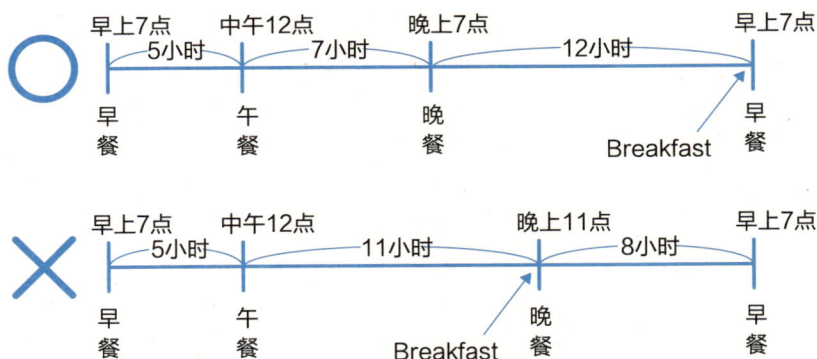

第一组（○）：
早上7点 早餐 — 5小时 — 中午12点 午餐 — 7小时 — 晚上7点 晚餐 — 12小时 — 早上7点 早餐（Breakfast）

第二组（×）：
早上7点 早餐 — 5小时 — 中午12点 午餐 — 11小时 — 晚上11点 Breakfast 晚餐 — 8小时 — 早上7点 早餐

3.3 晚餐若简，美梦自来

这就是它的功效！

唤醒　调整生物钟　放松身心　改善体质

改善睡眠　调节体温　整理环境　提振精神

　　在英国生活期间，我发现当地人的晚餐通常非常简单，这让我有些惊讶。

　　他们的晚餐通常只有面包、汤和罐装茄汁焗豆，像早餐一样清淡。其实，这样的清淡饮食对睡眠大有裨益。

　　在日本，人们通常将晚餐称为"dinner"；但在英国，"dinner"并不是指日常的晚餐，而是指特别豪华的晚餐。对于普通的晚餐，他们称之为"supper"。

　　"supper"一词的本义是只有汤品（soup）的简餐。为了能**睡个好觉，需要确保食物在睡前被充分消化**，因此晚餐吃得清淡些是非常合理的。

　　我建议在**睡前 3 小时简单吃一顿营养均衡的晚餐**。

186　**高效睡眠**　找回活力的 100 种科学助眠方式

油炸食品、烤肉这类不易消化的食物，最好在睡前 4 小时之前食用。

血液中的糖分和脂肪水平过高会干扰生长激素的正常分泌。因此，应该尽量避免深夜进食。

低脂、低纤维、柔软且温度适中的食物更利于消化。如果晚餐时间较晚，可以选择杂烩粥①、乌冬面或日式火锅等易于消化的食物。

值得一提的是，时间营养学的研究发现，在晚上 10 点至凌晨 2 点之间，人体内合成脂肪所需的蛋白质含量会显著上升。

此外，还有一种观点认为，一周中能量代谢最高的时间是周三，最低的是周一。如果你想享受一顿丰盛的大餐，建议选择不容易发胖的周三，而周一则推荐低热量饮食。

---

① 译者注：杂烩粥是一种日本传统饮食，通常由米饭、蔬菜、肉类、海鲜等食材混合煮成，可以加入酱油或味噌调味，营养丰富且易于消化。

3.4 火锅与辣味，温暖你的梦

这就是它的功效！

唤醒　调整生物钟　放松身心　改善体质

改善睡眠　调节体温　整理环境　提振精神

如前文所述，当人体的深部体温下降时，人会感到困倦。

尤其是在晚餐时，**如果能够有效地提高体温，那么随后深部体温会显著下降**。

晚餐时摄入辣椒中的主要成分——辣椒素，可以暂时提高体温。研究表明，晚餐摄入 1000mg 辣椒素片剂后，体温在升高 2 小时后下降了 0.6℃。

但需要注意的是，过量摄入辣椒素会刺激胃黏膜，引起胃肠道不适和咳嗽。

对辛辣食物敏感的人，应避免食用这类食物。

想要提高体温，火锅是一个不错的选择。无论是什锦火锅、豆腐汤锅、鸡肉清汤锅、牡蛎锅、海鲜清汤锅，还是萝卜泥火锅，这些热腾腾的菜肴都能让身体暖和起来。

特别是虾、牡蛎、扇贝等海鲜中含有的氨基酸——甘氨酸，

能够降低深部体温，提高睡眠质量，因此备受关注。试试在火锅中加入这些食材吧。

　　提到暖身食物，不得不提生姜。不论是把它切成末加入汤或炒菜中，还是把它做成姜汁饭，都是不错的暖身方法。

　　我还推荐在红茶中加入生姜和蜂蜜，泡一杯暖意融融的暖身姜茶。

暖身姜茶的制作方法

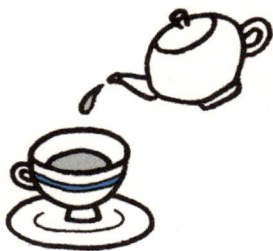

1 将 200mL 热水倒入杯中，冲泡一杯红茶。

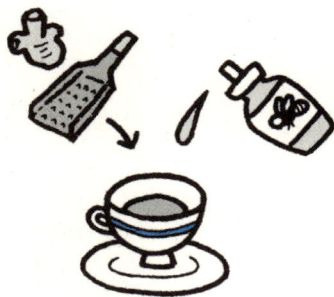

2 在红茶中加入一小匙磨好的生姜末和一大匙蜂蜜，搅拌均匀即可。

4　沐浴助眠

4.1　标准泡澡法：15分钟温水浴

让我们了解一下如何通过泡澡提高睡眠质量吧。

基本做法是在温水中浸泡约15分钟。夏季，建议将水温保持在38～40℃；冬季，建议将水温调至39～41℃。全身沐浴在温水中约15分钟，**不仅能促进体温上升，还有舒缓精神的效果。**

使用入浴剂可以增强热水的保温效果，使水温不易下降，非常值得一试。

事实上，体温与睡眠息息相关。

人的体温在一天之中会出现大约1℃的波动。一般情况下，体温在早晨起床前2～3小时降至最低值，而在入睡前约5小时达到最高值。

比如，一个人习惯在晚上12点睡觉、早上7点起床，那么他的体温最低点出现在凌晨5点左右，而最高点则出现在下午

5 点左右。另外，褪黑素在睡前 1 ~ 2 小时分泌最旺盛，受此影响，人的体温会在该时段迅速降低。

如下图所示，**睡前稍微提高体温，在之后体温迅速下降时，人更容易进入睡眠状态**。在睡前 30 分钟 ~ 3 小时洗澡，不仅有助于入睡，还能促进深度睡眠。

对于怕冷的人，我建议在临睡前洗澡；而容易发热、洗完澡后不能马上入睡的人，以及爱用偏热的水洗澡的人，建议在睡前 2 ~ 3 小时洗澡。

1 天的体温变化

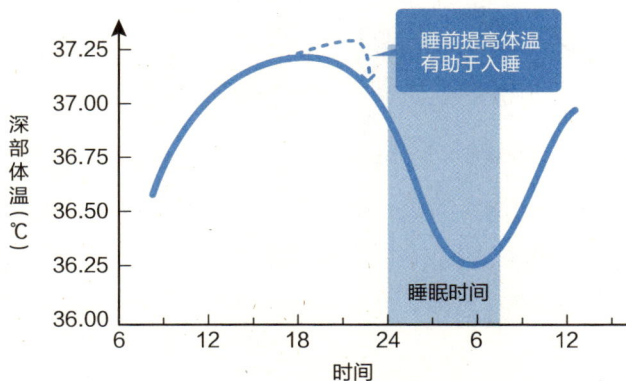

※根据 "Duffy J F, et al. Am J Physiol, 1998, 275: 1478–1487" 制作。

4.2 洗个热水澡，祛寒解乏

体寒人群，由于末梢血管无法充分扩张，致使深部体温不易下降，所以很难进入深度睡眠状态。同时，这类人群体温上升速度也较慢，因此，早晨起床时往往没什么精神，而且行动迟缓。

针对这种情况，我建议通过泡热水澡来加以改善。

具体而言，**我推荐使用热休克蛋白（heat shock protein，HSP）泡澡法。**

HSP 是一种特殊的蛋白质，它能够帮助修复因压力受损的细胞，并能促进细胞恢复活力。

给予身体适度的热量，让身体感受到一定的"压力"，但又不会对细胞造成致命损伤，这样能**增加体内 HSP 含量，提高免疫力，减少疲惫感，还有助于改善体温偏低**等症状。

具体泡澡方法请参考下图。

HSP 泡澡法

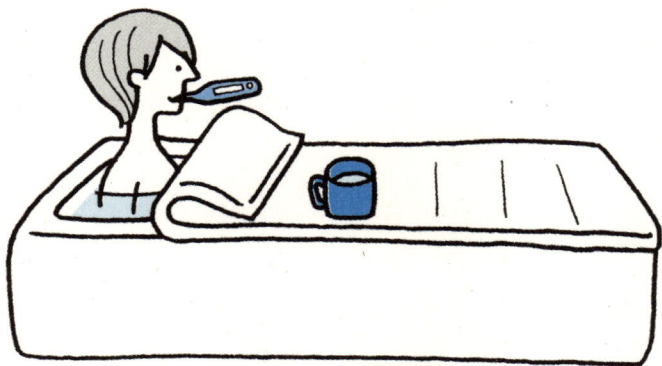

- 将目标水温设定在 42℃左右。
- 在泡澡过程中持续补充水分，整个泡澡时间控制在 10 ~ 20 分钟。
- 口中含着体温计，泡到舌下体温升至 38℃。
- 补充温水，保持身体的热度。

HSP 泡澡法的关键在于，通过泡澡**将体温提高至 38℃，泡澡结束后注意保暖，以促使身体充分出汗**。

泡澡后，擦干身上的水分，穿上浴袍和袜子。披一件宽松的衣服或者裹上毛毯，在脖子上围条毛巾，让汗水尽情流淌至少 15 分钟。

保持身体温暖，擦干身上的汗水并换上一身干净的衣服。由于泡澡后体温会明显升高，所以建议至少在睡前 2 小时泡澡。

在我举办的优质睡眠讲座上，参与者们亲身体验了这种方法，并且反馈时都表示非常满意。这种方法可以让人在次日醒来时精神焕发，新陈代谢加快，感觉身体格外轻松。

我强烈推荐大家尝试一下。

注意事项

● 这种泡澡方式比较耗费体力，注意要适度进行，逐步将体温提高至 38℃左右。

- HSP 通常在泡澡后第二天开始增加，并在 2 天后达到最高水平。建议每周进行 2 次，以获得更佳的效果。

- 对于体温偏低的人，如果在初始阶段坚持每天泡澡，持续 10 天，基础体温会逐渐升高。

- 生理期不建议这样泡澡，因为这样做可能会导致头晕和在站起时出现眩晕感。

4.3

沐浴偷懒日，泡手和泡脚

这就是它的功效！

唤醒　调整生物钟　放松身心　改善体质

改善睡眠　调节体温　整理环境　提振精神

当你感到疲惫不堪，没有精力泡澡，或是处于生理期不想泡澡时，**泡手和泡脚是很好的替代方式。**

泡手和泡脚时，用 43℃ 左右的热水。手部离心脏较近，温暖的血液可以迅速回流至心脏，从而帮助身体快速暖和起来。泡手时，要确保水浸没手腕，持续浸泡大约 10 分钟，直至能明显感到全身都暖和起来。

有关泡脚的方法，请参考第 22 页。

泡手可以在洗手间的洗脸池中进行，只需倒入热水即可。无论是在家中还是出差住酒店时，操作都很方便。冬天水变冷时添加热水也很方便。

感到压力较大时，泡手是一种很好的放松方式。

手被称为人的"第二大脑"，当大脑处于紧张状态时，手部就会变得冰冷、僵硬。这是因为手部密集分布的神经大多直接与大脑相连。

当感到身体微微暖和后，可以参照下图，做一些手腕伸展运动。

让我们借助泡手来释放压力，惬意地进入梦乡吧。

伸展手腕

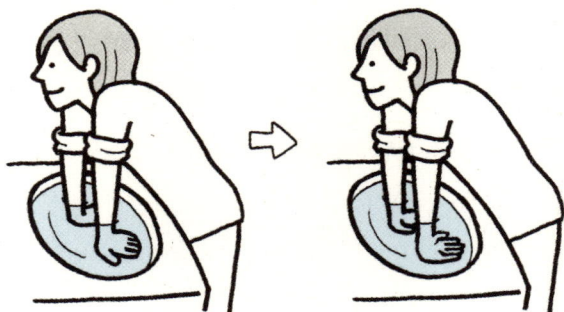

1 将拇指转向外侧，确保手掌不离开洗脸池。同时，伸直手臂，身体的重心向后倾斜。

2 将手背贴在洗脸池上，身体的重心向后倾斜。

5　芳香助眠

5.1　只选真正的薰衣草

　　如果闻着薰衣草的香气仍旧感觉不到安眠效果，可能是因为那不是真正有效的薰衣草精油。

　　薰衣草能够带来镇静效果的关键成分是乙酸芳樟酯。乙酸芳樟酯含量在 35% 以上的薰衣草才是正确的选择。

　　而"穗花薰衣草（*Lavandula spica*）""法国薰衣草（*Lavandula stoechas*）"和"醒目薰衣草（*Lavandin*）"，由于它们中的乙酸芳樟酯含量较低，所以促进睡眠的效果微乎其微。

　　真薰衣草精油具有多重功效，**它不仅能够镇痛、镇静安神，还具有抗病毒、通经和调节血压的效果**。

　　现代芳香疗法起源于法国调香师盖特福塞（Gattefossé）的一次意外发现。在一次实验中，盖特福塞不小心烫伤了手，于是他顺手拿起身边的薰衣草精油涂抹在伤口上。结果，他惊讶地发现，伤口愈合得非常迅速。

此后，有关精油药理作用的研究不断取得进展，而这个故事也为众人所熟知。

使用精油有个简单的方法：在纸巾上滴 1 滴精油，再把纸巾放在枕头旁边。 专业的香薰机扩散香味的效果会更好。在泡澡时，建议将 3～5 滴精油与 1 勺粗盐或日本清酒① 混合后再使用。注意不要将精油直接加到热水里，否则精油会浮在水面上，对皮肤造成刺激。

原则上，不建议直接将纯精油涂抹在皮肤上，但真薰衣草精油除外。它有促进伤口愈合的作用，建议家中常备 1 瓶。

我在被蚊子叮咬或被猫抓伤时，也会涂些薰衣草精油。

---

① 译者注：日本清酒（Sake）是日本传统的发酵型酒精饮料，以大米、米曲（酒曲）和水为主要原料，通过独特的酿造工艺制成，通常在 15%～18% 之间，部分生酒或原酒可达 20%。

这就是它的功效！

唤醒　调整生物钟　放松身心　改善体质

改善睡眠　调节体温　整理环境　提振精神

　　日本的一档电视节目《大家的医学》（日本朝日电视台）中曾介绍过 4 种能够改善认知障碍的精油。

　　节目播出后的 1 个多月，这些精油备受追捧，甚至一度脱销。实际上，这些精油在改善睡眠质量方面也有着不错的效果，在此，强烈推荐给大家。

　　精油的使用方法如下：早晨，将 2 滴迷迭香精油和 1 滴柠檬精油混合，在上午时段闻精油香味 2 小时以上。晚上，将 2 滴薰衣草精油和 1 滴橙子精油混合，从睡前 1 小时开始闻精油香味。

　　据节目介绍，这些混合精油的香气能够通过刺激控制嗅觉的嗅神经来促进海马功能恢复，从而帮助大脑恢复年轻状态。

　　这种早晚香薰疗法不仅适合年长者，任何希望提升睡眠质

<u>量的人都可以从中获益</u>。

早晨，使用能够提振精神的香味让自己焕发活力；到了晚上，则可以选择具有舒缓镇定作用的香味来放松身心，帮助自己进入深度睡眠。

对于那些不太喜欢薰衣草香味的人，可以尝试在香氛中融入一些橙花香味，将其调和成更符合大众喜好的复合香味。

良好的睡眠是改善认知功能的关键因素之一。睡眠对于清除大脑中与认知障碍相关的物质具有重要作用。而芳香疗法，便是改善睡眠质量的有效方法之一。

不妨将夜间的睡眠与白天的活动结合起来，并借助芳香疗法提升睡眠质量，让白天的生活状态更好。

5.3 不同场景的 5 款芳香精油配方

　　在众多精油中，我精心挑选了 5 种简单易用且无其他特殊气味的精油，并为大家提供了一些精油搭配建议，可以帮助大家更有效地利用精油。

真薰衣草精油

具有清新的花香

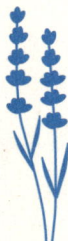

- 适用于想要深度放松和深度睡眠时。
- 缓解头痛、肌肉痛、痛经等症状，增强免疫力。
- 用于烫伤的紧急处理，还有助于粉刺和伤口的愈合。
- 保质期为开封后 1 年。

天竺葵精油

散发着玫瑰花香

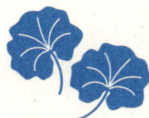

- 适用于缓解情绪波动或需要平衡雌激素时。
- 消除水肿，缓解痛经、经前期综合征（premenstrual syndrome，PMS）、更年期症状等。
- 改善皱纹和色斑。
- 保质期为开封后 1 年。

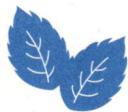

薄荷精油

清新提神的薄荷香

- 适用于晒伤、皮肤瘙痒，以及蚊虫叮咬。
- 驱散睡意，激发创意和灵感。
- 能缓解因宿醉引起的恶心、鼻塞和花粉症。
- 保质期为开封后 1 年。

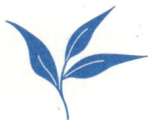

桉树精油

具有清凉的香气

- 适用于鼻塞、花粉症、感冒引起的不适，以及咽喉肿胀。
- 提振精神，缓解呼吸不畅。
- 抑制细菌生长，减轻炎症。
- 保质期为开封后 1 年。

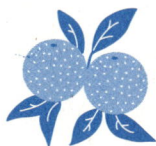

甜橙精油

原味果实的甜美芳香

- 适用于想要提振心情或深度睡眠时。
- 适用于腹泻、便秘或食欲缺乏时。
- 改善肌肤状况。
- 保质期为开封后 6 个月。

☐ 焦躁不安，难以入睡，或大脑疲惫时
　　【真薰衣草与薄荷】精油组合

☐ 忧心忡忡，难以入睡，或内心感到强烈不安时
　　【甜橙、真薰衣草与天竺葵】精油组合

☐ 想在幸福的氛围中安然入睡时
　　【天竺葵与真薰衣草】精油组合

☐ 燥热难眠时
　　【真薰衣草与薄荷】【天竺葵与薄荷】【甜橙与薄荷】精油组合
　　根据个人喜好选择其中一种组合。

☐ 希望清晨醒来神清气爽时
　　【桉树与薄荷】精油组合

☐ 通过睡眠无法缓解疲劳时
　　【桉树与甜橙】精油组合

　　带有清凉感的薄荷精油和桉树精油，单独使用时适合在早晨或白天应用。将它们与具有镇静效果的精油搭配，可以缓解

焦虑和烦躁、缓解感冒和花粉症的不适，以及促进睡眠。

　　薄荷精油能降低体感温度，是夏日睡眠的好帮手。不过，单独使用薄荷精油则提神效果过于强烈。可以将 1 滴薄荷精油与真薰衣草精油或桉树精油混合后使用，这样既能保持清爽感，又能放松身心，帮助入睡。

混合精油可以发挥多重效果。
　　不妨体验一下我精选出的以上 5 种精油配方，尽情享受香薰带来的乐趣。

第 **5** 章

睡眠改变人生

改变睡眠模式，你的思维模式和生活方式都会焕然一新。

在这一章，我要向那些渴望每天活力满满、积极拥抱生活的人，揭示睡眠与人生的紧密联系。

1 让睡眠成为工作的加油站

1.1 让睡眠成为激发灵感的源泉

许多伟大的发明与创意都是从梦境中获取灵感的，比如爱因斯坦的相对论，还有披头士乐队的《昨日》。

当你在生活中遇到难题时，不妨睡上一觉，让梦境为你提供指引。

人在睡眠时，显意识的过滤机制处于关闭状态，会浮现出一些令人意想不到的创意。

你可以在枕边放一本备忘录，醒来时立刻将这些灵感记录下来。

德国的一项实验研究中，有一个发现颇引人注目。

实验要求参与者完成一个难度较高且需要灵感的数列推理游戏。

研究者将参与者随机分为 3 组：第一组在训练后进行 8 小

时睡眠，第二组在夜间连续 8 小时不睡，第三组则在白天连续 8 小时不睡。之后，所有组都再次参与了同一游戏。

结果显示，这 3 组中发现潜在规律的人数有显著性的差异：经过 8 小时睡眠的第一组，是没有睡觉的第二组和第三组的近 3 倍。

研究人员指出，**睡眠期间大脑会对信息进行梳理，在这个过程中，会产生一些在清醒状态下很难想到的新奇想法。**

试着让睡眠成为激发灵感的源泉吧。

我们完全可以满怀期待，畅想这种令人兴奋的可能性——借助睡眠探寻突破困境的线索。

期待自己在睡觉时还能持续学习，于是便听着录音入睡……

其实，这种做法完全没有必要。**学习后立即睡觉就能巩固记忆**。

无论是练习英语对话、备考资格证书，还是弹奏钢琴，在学习结束后，都应趁着记忆还清晰，及时睡觉。重点在于，睡觉之前，不要让大脑接收和处理额外的信息。

若是能在早上醒来之后，对之前学习的内容加以复习，学习效果会更上一层楼。

大量有关学习与睡眠的实验表明，**无论是演奏练习还是记忆类学习，在学习结束后好好睡上一觉，就能显著提高学习效果**。

不过，学习结束后一直到凌晨 2 点才睡觉，则无法获得同样的效果。

学习后尽量在晚上 12 点之前睡觉，这样才有助于提高学习效率。

人常常能将那些带来惊讶、快乐感受的事情铭记于心。换句话说，当记忆与情感体验相互交织时，就更容易在大脑中留下深深的印记。

学习英语中的短语时，我们可以代入句子中的人物角色，带着饱满的情感大声练习，并且多次重复。研究发现，**把语言学习和动作关联起来，有助于在睡眠中巩固记忆。**

不妨试着在背短语时搭配相应的手势，完成练习后马上睡觉，以此强化记忆。

1.3 让睡眠成为生活的"头条"

这就是它的功效！

唤醒　调整生物钟　放松身心　改善体质

改善睡眠　调节体温　整理环境　提振精神

日本人的平均睡眠时间在逐年递减。

在全球范围内，日本和韩国的人均睡眠时间在各国中的排名都靠后，尤其是日本女性的人均睡眠时间，堪称全球最短。现代人的生活节奏快、任务重。在职场上，人员离职后往往不能及时得到补充，每个人的工作量便不断增加。于是，认真勤奋的人为了完成工作，不惜牺牲睡眠时间，就会导致疲劳感不断累积。

想要过上健康且简单的生活，关键在于明确自己"不做什么"。

日本星野集团①的第四代掌门人星野佳路曾分享过一些令人印象深刻的秘诀：

①　译者注：日本星野集团是一家具有百年历史的度假村及酒店管理公司。

① 不见你不愿意见的人。

② 不去你不想去的地方。

③ 不做你不愿意做的工作。

④ 确保每天睡足 7 小时。

⑤ 不穿西装。

看到这里，你有何感想？这几句话清晰界定了不做的事情，同时高度重视睡眠。当我们明确了哪些事情应该拒绝、哪些压力可以卸下时，**真正关心和在乎的事情就会更加清晰**。不仅如此，这样做还能帮助我们提升专注力。

让睡眠成为你生活的"头条"吧！需要明确的是，不能认为只要睡眠质量提高了，睡眠时间短一些也无妨。我们至少要保证 6 小时的睡眠时间，实际上，对很多人而言，6 小时或许还远远不够。

我们不应在忙碌之余挤出时间睡觉，而应优先保证充足的睡眠，然后再规划剩余时间。不妨把这种方式当作提升时间管理能力的一个契机。

1.4 定时沐浴

即便心里想着要把睡眠摆在更重要的位置，可我们往往还是会不由自主地推迟入睡时间。

不妨给自己**设定一个固定的洗澡时间**。

假设你打算晚上 11 点半上床睡觉，那就把洗澡时间安排在晚上 10 点。

对于那些能推迟到明天再做的事情，**坚定地告诉自己"今天不做了"，然后关掉电脑和手机，舒舒服服地享受一次热水澡。**

你会发现，这样做更容易让你早点上床休息。

与其总是拖延，想着"等这件事做完再去睡"，不如给自己设定一个明确的时间节点，比如"必须在晚上 10 点前完成"，这样做能让大脑思维更加敏捷。

对于前一天未能完成的事务，第二天提前起床处理。**一旦设定了明确的截止时间，早晨起床时的困意便会迅速消散，工作效率也会随之提高。**

也许你会担心："如果不能按时完成怎么办？"其实不必过于焦虑。有能力的人往往不苛求每件事都做到尽善尽美，重要的是把握重点，做到八分满意即可。

你也会慢慢掌握这个技巧。

一旦开始早睡，你就会发现，曾经那些让你难以抗拒的深夜电视节目和上网"刷手机"行为，并非生活中不可或缺的部分。

在如今这个信息爆炸的时代，人们很容易陷入不安，总担心要是不持续接收新信息就会被时代甩在后面。但实际上，学会主动选择"不做"一些事，反而能增强我们的自信心。

不妨试着逆向思考："多睡1分钟，时间照样充裕。"用这种心态，让自己的人生多一分从容。

2 睡眠改变人生

2.1 睡眠让美梦成真

这就是它的功效！

唤醒	调整生物钟	放松身心	改善体质
改善睡眠	调节体温	整理环境	提振精神

新年伊始，我们总是满怀憧憬地立下"今年的目标"。然而，当秋天悄然来临，你是否会惊觉自己的目标还远未实现，进而感到焦虑，甚至自信心受挫?

别太担心。**目标未能达成的原因或许很简单，仅仅是睡眠不足而已**。

英国的一项研究对人们的日常睡眠习惯与新年决心的达成情况进行了调查，结果表明，睡眠充足的人实现目标的可能性比睡眠不足的人高约 40%。

睡眠不足会使人感到疲劳，进而削弱自我控制力。这可能会让你萌生消极的想法，比如"做不到就算了""反正我尽力了"，让你失去前进的动力，更轻易地选择放弃。

保证充足的睡眠能够增强意志力，帮助你向目标更进一步。

在美国商界精英中，越来越多的人开始强调睡眠的重要性。

阿里安娜·赫芬顿（Arianna Huffington）便是其中的典型代表。她创立了美国在线新闻媒体《赫芬顿邮报》（*The Huffington Post*）。

尽管如今她已经功成名就，但曾经也有一段时间，她对自己很不满。那时的她疲惫不堪、热情消退、睡眠不足，每天都无精打采。在那段艰难的日子里，她在楼梯上不慎摔倒，伤势严重。这次意外让她对睡眠的重要性有了全新的认识。她开始有意识地延长睡眠时间，每天延长 30 分钟，从每天的 4 ～ 5 小时慢慢地增加到 7 ～ 8 小时，这一改变给她带来了翻天覆地的变化。

她感慨道："充足的睡眠是获得成功与幸福的必要条件。"

当你深入思考人生的真谛时，自然而然地就会重视睡眠。让我们从每天多睡 30 分钟开始改变吧。

让对睡眠的期待成为你每日的动力

当你对工作缺乏成就感，感觉力不从心时，不妨试着转换一下对待人生的态度。

在经济增长已达到巅峰状态的当下，如果我们只把目光聚焦在工作成就上，可能会感到生活中不如意的日子越来越多。

不管付出多少努力，内心总是难以满足。

每天晚上都疲惫不堪，沉沉睡去。

你是否想过，那些宝贵的睡眠时间每天就这样白白流逝，难道不觉得可惜吗？

试着去感受在温暖的被窝中安然入睡的幸福吧。

哪怕一天中经历了各种艰难，那柔软的被褥依旧轻柔地包裹着你。在这一刻，身体从日常生活的压力中解脱出来，沉浸在宁静放松的极致幸福之中。

不妨让我们尝试一种全新的思考方式，即带着对美好睡眠的期待，度过每一天。

一位 30 多岁的女性对此感触颇深。她调整了自己的生活习惯，决定"计划晚上 11 点半睡觉，务必在晚上 7 点前完成所有工作"。

为了保证能在晚上 7 点准时下班并离开办公室，她的专注力大幅提升，创意思维愈发活跃，各项企划都得以顺利推进。她感觉每一天都过得比之前更加充实、美好。于是，她开始更加珍视自己，把日常护肤做得细致入微，心态变得更加积极乐观，幸福感悄然在心底萌生。

她不仅调整了饮食习惯，改变了沐浴方式，还更换了枕头。她兴奋地发来邮件同我分享道："我的睡眠真的好多了，我太激动了！"

每天的优质睡眠是你最坚实的依靠。

不妨期待今晚能酣然入梦，让睡眠成为你度过美好一天的动力。

让睡眠打开你的人生格局

　　我们常用"器量大小"来形容一个人的胸怀、思想深度和价值观。

　　如果想拓宽自己的"器量"，让自己变得更为宽容、友善，那么就从保证充足睡眠开始吧。

　　试着想象一下睡眠不足时的身心状态：昏昏沉沉，做事容易出错，总提不起劲，人也变得容易烦躁，全副心思只在自己身上，没有精力顾及其他事情。

　　确实，当睡眠不足时，人的胸襟和度量都会变小。人会越发以自我为中心，心胸更加狭隘。

　　不过，不必因此而自责。保证充足的睡眠就能解决这些问题。

　　酣睡一场后，清晨醒来，你必定会变得积极、阳光。同时，你的步伐会变得轻盈，你会不自觉地微笑着与他人打招呼。

让我们努力成为一个心胸开阔、富有魅力的人。我们可以通过阅读、上网、参加研讨会和培训，以及与人交流来获得灵感和启发。

然而，如果**因为睡眠不足而导致心胸变得狭隘，就算我们全力以赴地追求目标，所取得的成就也会受到这狭隘格局的限制。**

当你准备进入梦乡时，先深深地吸一口气，再缓缓地吐出来，让意识慢慢舒展。

彻底沉浸在放松的状态里，去感受心胸的开阔。带着这份宽广的心境迎接新的一天，我们才能取得令人瞩目的成就。

2.4　平衡对立的两端

你一定听说过代表"阴阳哲学"的黑白太极图吧?

提高睡眠质量的秘诀就在于维持这两种对立力量之间的平衡。

白天的活动与夜间的睡眠，正如太极图中的阴阳两极，它们同等重要。睡眠不是无益的时间消耗，而是支撑白天活力的基础。如果这一基础不稳固，白天的活动效果也会受到影响。因此，我们应该改善睡眠环境，享受更深沉的睡眠。

晚上难以入睡的时候，不妨试着让白天的活动更加丰富充实。去看一部感人至深的电影，或是积极参与体育活动，或是尽情投入到自己的兴趣爱好中。当身体产生适度的疲惫感、内心收获满满的满足感时，我们便能更安然地进入梦乡。

睡眠过程中同样存在着两种相互对立的状态。睡眠可分为非快速眼动睡眠（这一阶段主要是大脑处于睡眠状态）和快速眼动睡眠（这一阶段主要是身体处于睡眠状态），它们在夜间交替出现。

在深度非快速眼动睡眠阶段，大脑会释放生长激素。这种激素有助于促进新陈代谢，加速疲劳的恢复。

然而，仅靠非快速眼动睡眠，并不足以让身体的疲劳完全消除。

在快速眼动睡眠阶段，我们通过梦境和整理记忆来修复精神上的损伤。**只有非快速眼动睡眠和快速眼动睡眠均衡地交替进行，我们才能获得高质量的睡眠。**

从整体上维持这两种状态的平衡至关重要。

这一道理同样适用于我们的人生。生活中既有快乐的时光，也有痛苦的时刻。正是因为经历过苦难，我们才能更真切地体会到快乐。

我们不要因为一件件小事就情绪起伏不定，时而兴高采烈，时而黯然神伤，而是要努力在整个人生旅途中找到平衡。

2.5 最佳的睡眠方式是量身定制

有人问我："我们常听说'要想睡得好，就应该吃早餐'，但也有医生认为一天只吃一餐对身体有益，我到底该信哪种说法呢？"

从睡眠科学的角度出发，专家建议人们每天在固定时间进食三餐。然而，一位名叫南云吉则的医生却提倡一天只吃一顿饭，而且还建议在睡前进食。他本人看起来比实际年龄年轻了足足 20 岁。

虽然南云医生的做法与睡眠科学的观点相悖，但他本人的状态年轻且健康，可见其做法必然有合理之处。

睡眠科学的观点是基于科学证据得出的，我们可以这样理解：这种观点对大多数人有效，所以值得大家去尝试。

如果尝试之后发现这种方法并不适合自己，换一种方式就好。

事实上，世间本就不存在放之四海而皆准的绝对正确答案。

或许，一味盲目地向他人探寻所谓的标准答案，这一行为本身就是导致我们身心疲惫的根源之一。

大家不妨亲身去尝试那些有益睡眠和健康的方法，同时仔细观察自己身体的反应。一旦发现某种方法不适合自己，那就果断舍弃。通过持续不断地尝试与调整，慢慢摸索出最适合自己的方式。

"这种睡眠方式简直太适合我了！"当你满怀自信地发出这样的感叹时，你会发现，改变的远不止睡眠质量，你生活的各个方面都已经得到了显著改善。

2.6 为明天而睡

这就是它的功效！

唤醒　调整生物钟　放松身心　改善体质

改善睡眠　调节体温　整理环境　提振精神

在忙碌的日常生活中，你是否仅仅把睡眠当作消除一天疲劳的方式呢？

睡眠可不只是为了缓解一天活动后的劳累，它有着更为深远的意义。

我们不妨深入思考一下，睡眠在人类生命的早期阶段究竟是如何产生的？

生命初始，在受精的瞬间，尚无睡眠与觉醒的概念。我们的生命活动始于一个既无睡眠也无苏醒的"空无"状态。

随着细胞分裂的速度不断加快，大脑逐渐形成。最初出现的睡眠形式是原始的快速眼动睡眠，这种睡眠形式也被称为"活动睡眠"。它有助于大脑功能的进一步发展，并引导意识进入觉醒状态。

通常情况下，我们认为先有苏醒，而后才有睡眠。但追溯生命起源时你会发现，实际上**睡眠先于苏醒存在，而苏醒是后来才发展出来的。**

让我们换个角度来思考。

如果你知道明天晚上 12 点生命就会终结，你今晚还会选择睡觉吗？

如果你意识到自己只剩下 30 多个小时的生命，你还会像平常一样安然入睡吗？

我相信，在这种情况下，大多数人会彻夜无眠。毕竟面对所剩无几的时间，要想安睡一整晚恐怕不太现实。换句话说，睡眠不仅仅是为了消除今日的疲惫，更在于积极地为明天的生活做准备。

试着将你的注意力延伸到明天，以一种"为明天而睡"的心态去休息。你会发现，清晨醒来时你的感受会截然不同。**睡眠的力量在于它能够充分激发人的内在潜能。**

"安睡"与"舒睡"这两个词，你认为它们之间有什么差别呢？

从字典中的释义来看，"安睡"通常指的是"平静且深沉的睡眠"，而"舒睡"则是指"愉快且舒适的睡眠"。

我曾经深刻地思考过"安睡"与"舒睡"这两个概念的区别。最终，我为它们下了这样的定义："安睡"是一种将负面因素清零的睡眠，即睡眠的目的是消除疲劳；而"舒睡"则是将负面因素转化为积极因素的睡眠，**它不仅消除了疲劳，还为迎接明天积蓄了能量。**

从另一个角度来看，"安睡"是一种无意识的睡眠状态，正如婴儿的睡眠一样。婴儿之所以能够安心地入睡，是因为他们被守护着。

"舒睡"是有意识地睡眠，只有成熟的成年人才能够体验到这种睡眠。我们在疲惫不堪的状态下直接倒头就睡，这种睡眠是完全没有意识的睡眠。

睡眠的本质不是消除疲劳，而是促进成长。婴儿需要长时间的睡眠来获得身心的成长。虽然人体发育在 20 岁左右达到顶峰，但心灵的成长却是持续终身的。

面对痛苦和挑战，我们应努力克服它们，以促进心灵的成长。

我们在应对生活中出现的各种问题的同时，也在实现精神层面的发展。

这正是人生的意义所在。睡眠为我们提供了必要的能量。想象一下，通过睡眠，我们不断地成长，然后安心地进入梦乡。这种有意识的睡眠就是所谓的"舒睡"。让我们在从今天迈向明天的每一步中，脚踏实地地不断成长。

写在最后

几年前，我在明治大学举办了一场 90 分钟的睡眠研讨会。

此次研讨会是以工作坊的形式进行的。在研讨会上，学生们积极探讨与睡眠相关的话题，互动氛围轻松愉快，时间在不知不觉中飞快地流逝着。

活动结束后，学生们排起了长队提问。当我回答完最后一个学生的问题时，时间又过去了 1 个小时。

目睹了这一场面的工作人员激动地说："我真没想到学生们会对睡眠有这么大的兴趣。举办这个活动毫无疑问是一个正确的决定！"

听到她的话，我说："我觉得大家感兴趣的不仅仅是'睡眠'，更是'生活'本身。"

睡眠是生活的基石。

如今，睡眠受到如此广泛的关注，是因为我们正处在一个需要从根本上重新审视生活方式的时代。

长期以来，我们习惯于在物质层面寻求幸福和富足。我们自认为拥有一辆豪华汽车就能变得富有，或是与理想的伴侣结婚就能获得幸福，并为此而不懈努力着。

后来，我们开始意识到，虽然获得外在"物质"能给我们带来快乐，但这种快乐转瞬即逝，很快我们就会开始渴望得到更多，无论我们如何奋斗，似乎总是无法在精神上获得真正的满足。

的确，幸福和富足并非源自外部环境或条件，而是根植于我们的内心深处。

归根结底，无论处于何种环境或条件下，只要能够接纳自己，我们总能感受到幸福。
即使因失眠而烦恼和痛苦，我们也能全力以赴去克服它。坦然地接纳自己，就一定能感受到幸福。

正如我在本书中所言，"白天的活动"与"夜晚的睡眠"就像光明与黑暗一样，相互呼应。
光需要黑暗来衬托其亮度，黑得越深沉，就越凸显光的明亮。

要让白天的活动更加充实，关键在于保证夜晚充足的睡眠。因为"白天的活动"与"夜晚的睡眠"本质上是平等的。

在经济增长取得长足发展的当下，未来时代的主题不仅是维持物质层面的平衡，更在于培育精神层面的素养。

我相信，睡眠正是塑造这种精神素养的基石。

好好睡一觉，就能心情舒畅地感受蓝天的美好。

好好睡一觉，就能精神饱满地向他人道一声"早上好"。

好好睡一觉，就能平和友善地与人相处。

以友善的态度对待他人，我们自己也会感受到快乐。

我坚信，世界上每多一个友善的人，未来就会变得更加美好。

倘若这本书能够为实现这一目标创造哪怕一丝契机，我都将感到无比欣喜。

最后，我要向策划本书的今驹菜摘女士表示深深的感谢，是她始终耐心地鼓励我，给予我坚持写作的动力。

我衷心祝愿每个人都能拥有宁静安稳的夜晚，收获充实富足的心灵。

三桥美穗

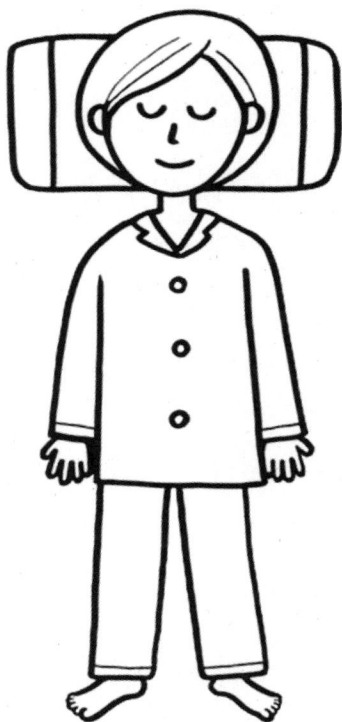

相关参考资料

《2014 健康睡眠指南》 厚生劳动省健康局

《睡眠的秘诀》 朝日新闻出版 井上昌次郎著（2009 年）

《聊一聊睡眠》 中央公论新社 内山真著（2014 年）

《熬夜必备完全指南：给那些不得不拼的人》 中经出版
宫崎总一郎 / 森国功著（2012 年）

《睡眠服饰文化志》 冬青社 吉田集而 / 睡眠文化研究所
合编（2003 年）

《从时间营养学角度探讨早餐的重要性》《乳酸菌新闻》
2011 年春季刊 日本发酵乳乳酸菌饮料协会 柴田重信著

《睡眠的最新趋势：高效小睡的心得》《新闻周刊》（日本
版，2015 年 1 月）

（以上顺序不分先后）